Sabine Rosenberger

AF783571

Das

ist zu

ändern,

trau dich!

Bibliografische Information der Deutschen Nationalbibliothek:
Die Deutsche Nationalbibliothek verzeichnet diese Publikation in der Deutschen Nationalbibliografie; detaillierte bibliografische Daten sind im Internet über http://portal.dnb.de abrufbar.

ISBN 978-3-98527-514-4

Copyright (2022) Rediroma-Verlag

Illustration: Sabine Rosenberger

Alle Rechte beim Autor

www.rediroma-verlag.de
24,95 Euro (D)

Inhalt

Vorwort

Ich weiß nicht, wie viele Ratgeber und sonstige Bücher es zum Thema Ernährung gibt, aber auf jeden Fall eine ganze Menge.

Warum also ein weiteres Buch zum gleichen Thema? Hat die Welt auf dieses Buch gewartet? Musste das sein?

Nein, die Welt hat sicher nicht auf genau dieses Buch gewartet, sie dreht sich auch so ganz wunderbar immer weiter in dem ihr eigenen Tempo um ihre eigene Achse und um die Sonne.

Und trotzdem: Ja, es musste sein!

Für alle, die nach unzähligen Diäten mit nachfolgendem Jo-Jo-Effekt den Mut verloren und aufgegeben haben.

Für alle, die nicht (mehr) daran glauben, aus eigener Kraft etwas ändern zu können.

Und nicht zuletzt für alle, denen bisher eigentlich noch nicht bewusst war, dass es auch ihnen guttäte, sich mit ihrer Ernährung und ihrer Gesundheit einmal näher auseinanderzusetzen.

Die Erfahrungen, die ich aus einem großen Leidensdruck heraus im Laufe der Zeit zu den Themen Ernährung, Sport und Resilienz sammeln durfte, muss ich ganz einfach mit allen teilen, denen sie nützlich und hilfreich sein können. Das ist mir Verpflichtung und Freude zugleich.

Ich berichte über meine Niederlagen und Erfolge in der Hoffnung, so manchen ermutigen zu können, der bisher bei dem Versuch gescheitert ist, endlich den Körper zu bekommen, den er/sie sich wünscht und die Ausgeglichenheit zu erreichen, die es zum Glücklichsein braucht.

Ich schildere meine ganz persönlichen Erfahrungen auf meinem Weg zu einem schlankeren, gesunden Körper, zu mehr innerer Ruhe und Lebensfreude.

All meine Schwachpunkte, all die Stolpersteine, an denen ich im Laufe der Zeit zu scheitern drohte, aber auch all meine Erfolgserlebnisse teile ich gerne, um eines ganz deutlich zu machen: Wie aussichtslos die Lage auch scheint, es ist zu schaffen. Alles!

Vorausgesetzt, man hat einen guten Plan.

Im Jahr 2011 bin ich genau in dem Moment, als ich Hilfe bitter nötig hatte, durch Zufall auf das Programm *Leichter Leben in Deutschland (LLiD)* gestoßen und habe es auf diese Weise geschafft, dauerhaft schlank und sportlich zu werden, ja, ein völlig neues Bewusstsein zu entwickeln, das mir eine nie gekannte Ausgeglichenheit und innere Ruhe beschert.

Mein Erfahrungsbericht liest sich spätestens ab dem Kapitel „Der Plan nimmt Gestalt an" streckenweise wie ein Werbeblock für *LLiD* und das ist kein Zufall, sondern Absicht, denn dieses Programm hat mein Leben verändert und ich denke, was mir so eine großartige Hilfe in schwerer Zeit war, sollte jeder für sich entdecken und nutzen können. Und wenn dieses Buch nur einem einzigen Menschen hilft, so hat es seinen Zweck erfüllt.

Ich danke *LLiD* für die freundliche Genehmigung, Fakten und Rezepte aus diesem genialen Programm zu veröffentlichen.

Teil 1

Wie es oft beginnt

Ich war ein dickes Baby. Gesund und kugelrund. Große, blanke Augen über zwei dicken Pausbacken. Hand- und Fußgelenke gut versteckt unter je drei putzigen Speckrollen. Niedlich!

Hatte ich Hunger, so bekam ich sofort etwas zu essen, lecker und reichlich natürlich! Selbst, wenn ich satt war, wurde mir immer noch mehr angeboten und der gefüllte Löffel so lange zum Mund geführt, bis ich anfing, das Essen mit der Zunge wieder hinauszuschieben.

Mutter mochte es für die Familie gerne gut und reichlich. Sie kochte und backte immer mit „viel guter Butter". Das konnte man sich früher gar nicht leisten, aber jetzt. Und jetzt musste man das ausnutzen, sich gönnen. Viel gute Butter, viel Sahne, viel Zucker. Jedes Mahl musste so üppig wie möglich sein.

Ich wurde darin bestärkt, große Portionen zu essen. Frei nach dem Motto: „Was mussten wir darben, unser Kind soll es nun besser haben". Selbstverständlich galt auch bei uns der damals weit verbreitete Spruch: „Was auf den Teller kommt, wird aufgegessen", selbst wenn es einmal schwerfiel. Der Teller musste immer leer gegessen werden.

Für Mutter galten andere Gesetze: Sie achtete sehr auf die Figur und war rank und schlank. Meist aß sie nur wenig und stets sehr kalorienbewusst. Vollkornbrot, Magerjoghurt und mageren Käse hatte sie immer im Haus. Nur für sich selbst, kein anderer musste und durfte davon essen. Jeden Morgen machte sie Gymnastik und wog sich täglich.

Zwar mahnte Mutter mich schon manchmal zur Mäßigung, wenn es eine meiner Lieblingsspeisen gab und ich wieder kein Ende finden konnte, aber meist hörte ich dann doch nicht eher mit dem Essen auf, bis mich der Magen richtig drückte. An Fleisch, Kartoffeln und Gemüse war ich eher nicht interessiert. Nudeln, Reis und Klöße mit viel Sahnesoße waren mehr mein Ding. Kuchen und Desserts aller Art, Erdnüsse, Schokolade und Limonade liebte ich. Wasser kam für mich als Getränk nicht in Frage. Das war meiner Meinung nach nur zum Waschen und Zähneputzen da.

Als Kleinkind wurde ich von der ganzen Familie andauernd in meinen überaus dicken Allerwertesten gekniffen. Sie hatten viel Spaß daran. Mutter meinte dabei immer: „Was für ein süßer kleiner Statzarsch! Zum Anbeißen, unser kleines Dickerchen. Putzig wie ein rosa Ferkelchen.“

Ich fand das alles andere als lustig. Anfangs war ich erstaunt, dann verletzt, schließlich wütend und traurig. Mir war diese Grapscherei extrem unangenehm und peinlich, außerdem tat es weh. Körperlich und seelisch. Ich fühlte mich schlecht behandelt und obendrein auch noch gehänselt und verspottet. Damals konnte ich das noch nicht richtig ausdrücken, aber immerhin sagte ich, dass ich das nicht mag. Dass diese Kneiferei mir weh tut und mich ärgert. Ich wollte wissen, warum immer ich und warum immer in den Po, bekam aber nie eine plausible Antwort. Und wie das eben meist im Leben ist: Je mehr ich mich beschwerte, umso mehr Spaß hatten die anderen und dachten gar nicht daran, mich in Frieden zu lassen.

Mit elf Jahren war ich ein großes, pummeliges Mädchen, hatte ständig Hunger und schämte mich meiner Figur. Natürlich wog auch ich mich jeden Tag, so hatte ich das ja von Mutter gelernt. Das änderte aber leider nichts an meinem Essverhalten, sondern machte mir lediglich ein schlechtes Gewissen, das ich mit Frustessen zu bekämpften suchte, weil ich mir sagte, dass es ja jetzt eh schon wurscht sei.

Mit dreizehn war ich es leid, das Dickerchen zu sein, und ich fing an zu hungern. Es war mir einfach nicht möglich, etwas weniger und etwas bewusster zu essen. Jeder Versuch der Mäßigung scheiterte sofort und auf der Stelle. Also blieb nur das konsequente Hungern übrig, um etwas Gewicht loszuwerden. Außerdem begann ich zu dieser Zeit, auf verbale und körperliche Angriffe gegen meine Person mit Hungerstreik zu reagieren. War ich verletzt oder verärgert, so stellte ich einfach für einige Stunden oder auch Tage die Nahrungsaufnahme ein.

Ich glaube, meine Familie bemerkte es nicht einmal. Mir aber war hinterher wieder wohler, ich fühlte mich irgendwie gereinigt und geläutert.

Mit vierzehn war ich ausgewachsen, maß einen Meter achtzig und wog zweiundfünfzig Kilogramm. Ich ging leicht vornübergebeugt, weil es mir peinlich war, fast alle anderen um einen halben Kopf zu überragen, hatte eine schlechte Haltung und kaum Körperspannung. Wie ein Halm im Wind.

Nun war ich wenigstens nicht mehr das dicke Mädchen, über das sich sicher alle lustig machten, aber dafür hatte ich inzwischen ein nachhaltig gestörtes Verhältnis zu meinem Körper und jeder Art von Genuss.

Was mich wohl von vielen anderen mit ähnlichem Werdegang unterscheidet, ist die Tatsache, dass ich Diäten aller Art schon immer ablehnte, und dazu stehe ich auch heute noch. Ich hielt es jahrelang mit meinem Vater, der ein eiserner Anhänger der FdH (friss die Hälfte)-Methode war. Bewegte sich die Waage in die falsche Richtung, dann war so lange FdH angesagt, bis die Sache wieder stimmte.

Mutter hatte solche Maßnahmen nie nötig, weil sie immer direkt gegensteuerte, sobald das Gewicht auch nur um wenige hundert Gramm nach oben ging.

Vater und ich waren da wesentlich nachlässiger. So konnten schon leicht einmal fünf Kilogramm zu viel zusammenkommen, bevor wir reagierten.

Die Waage wurde im Lauf der Jahre zu einem externen Bestandteil meines Hirns und was sie anzeigte, beschäftigte mich enorm, bestimmte meine Selbstwahrnehmung, meine Reaktionen und nicht zuletzt meine Stimmung ganz extrem. In die Falle gegangen. Das ganze Leben wird nur noch von den Zahlen bestimmt, die die Skala der Waage morgens zeigt. Absurd.

Mit siebzehn wog ich sechsundsechzig Kilogramm. Ab da schwankte mein Gewicht regelmäßig um etwa zehn Kilogramm hin und her, ich nahm periodisch ab und wieder zu wie der Mond.

Die erste Schwangerschaft bescherte mir eine Zunahme von über dreißig Kilo und reichlich Wassereinlagerung in den Beinen. Ich erinnere mich, heilfroh gewesen zu sein, als mein Körper nach der Stillzeit wieder halbwegs normale Formen annahm, weil ich endlich wieder hungern konnte, ohne meiner Tochter Schaden zuzufügen.

Die zweite Schwangerschaft war komplett anders als die erste, sie war mir bis zum siebten Monat kaum anzusehen, ich nahm nur etwas mehr als zehn Kilogramm zu und die waren nach der Geburt meines Sohnes, ohne zu hungern, ruckzuck wieder weg

Nach den beiden Schwangerschaften blieb mein Gewicht über Jahre hinweg relativ stabil, mit leichten Schwankungen um die fünf Kilo herum.

Damals war ich in der Landwirtschaft tätig und mein Beruf war mit viel körperlicher Anstrengung verbunden, was mir erlaubte, mich satt zu essen, ohne fett zu werden. Ich bemühte mich, meine Familie und mich gesund zu ernähren, also möglichst wenige hochverarbeitete Lebensmittel zu konsumieren und regelmäßig Obst, Gemüse und Salat zu essen. Im Großen und Ganzen gab es bei uns ansonsten die typische Hausmannskost, die mein Mann und ich schon von unseren Eltern und Großeltern her kannten. Insoweit alles im grünen Bereich. Oder doch nicht?

Die alten Probleme waren natürlich immer noch da: Je nach Situation immer wiederkehrende Fressattacken, Frustessen, Naschanfälle, Alkoholkonsum. Danach dann das schlechte Gewissen, die Selbstbestrafung durch Hungern. Alles irgendwie Murks und kein Ende in Sicht.

Mit Mitte vierzig ändert sich meine berufliche Situation schlagartig. Keines der Kinder ist an der Übernahme unseres Betriebes interessiert. Mein Mann und ich beschließen, die Schäferei zu verkaufen. Noch ist kein Käufer in Sicht, aber wenn es so weit ist, werde ich mich nach einer neuen Aufgabe umsehen müssen. Gar nicht so einfach, da ich mein Leben lang immer in der Landwirtschaft gearbeitet und keinerlei anderweitige Qualifikation aufzuweisen habe. Die Möglichkeiten sind da sehr begrenzt. Als ungelernte Kraft bekommt man vielleicht eine Stelle in einem Supermarkt: Waren einräumen, Kunden abkassieren. Oder man könnte putzen gehen. Nichts davon kann ich mir für mich vorstellen.

Nach gründlicher Überlegung, eingehender Recherche und etlichen Diskussionen mit Freunden und Familie entscheide ich mich, im Fernkurs das allgemeine Abitur nachzuholen und anschließend zu studieren.

Es ist mir völlig klar, dass sich mein Leben nun grundlegend ändern wird und dass ich bestimmt keinen leichten Weg gewählt habe. Hätte ich aber im Vorfeld gewusst, wie langwierig und anstrengend sich dieses Unterfangen tatsächlich gestalten würde, hätte ich mich sicher anders entschieden.

Heute bin ich froh, mich trotz aller Widrigkeiten durchgebissen und die Voraussetzungen für ein ganz neues Leben geschaffen zu haben.

Und plötzlich bist du fett

Drei Jahre lang büffele ich jede freie Minute, hauptsächlich abends und bis spät in die Nacht, für die Abiturprüfungen. Von meinen Aufgaben im Betrieb werde ich, soweit möglich, entlastet, damit ich mehr Zeit zum Lernen habe. Ich sitze viel am Schreibtisch, bewege mich kaum mehr an der frischen Luft.

Knapp ein Jahr vor den Prüfungen finden wir endlich einen Käufer für unseren Hof und ziehen um. Jetzt habe ich überhaupt keine Bewegung mehr, sitze nur noch am Schreibtisch, lese und lerne.

Wenn ich wieder einmal mit dem Stoff nicht wie gewünscht vorwärts komme oder mich gerade besonders gestresst fühle, esse und trinke ich, was mir gerade über den Weg läuft, vorwiegend natürlich die richtig bösen Sachen: Fettes, Süßes, Salziges, Erdnüsse, Chips, Schokolade, Limonade, Fruchtsäfte und Alkohol. Und weil das noch nicht schlimm genug ist, kommt auch noch der sich im Vorfeld der Menopause verändernde Stoffwechsel obendrauf, der meinen Körper beim bloßen Anblick von Essen schon zunehmen lässt, und zack: Fertig ist das fette Mondkalb.

Ich erinnere mich noch ganz genau an den Tag meines bösen Erwachens, den neunten März 2011.

Morgens um sechs stehe ich auf und ziehe meinen Schlafanzug aus, denn ich wiege mich (fast) immer um diese Uhrzeit, und zwar nackt.

Auf dem Weg zur Waage mache ich kurz vor dem großen Schlafzimmerschrank halt. Ich betrachte die Frau dort im Spiegel und bin mir ganz sicher, das bin nicht ich.

Ja klar, in letzter Zeit habe ich ganz ordentlich zugelegt, das weiß ich schon. Aber dieser Rubensengel mit unförmigen, wabbeligen Oberschenkeln und mehr als drallen, speckigen Oberarmen, dem eine große, dicke, fettgefüllte Hautfalte wie eine Schürze vom Nabel, den man nur noch zwischen zwei Speckfalten erahnen kann, so weit in Richtung Hüfte hinabhängt, dass sogar die Scham teilweise davon verdeckt wird, das kann unmöglich ich sein. Nein.

Das blasse Mondgesicht mit den dicken Backen sieht mich aus dem Spiegel verständnislos an.

Ich schüttele mich kurz und gehe weiter zur Waage: Einhundertzwei Komma drei Kilogramm!!!

Jetzt reicht es aber! Diese Frau sieht nicht so aus wie ich mich sehen möchte, aber ich fühle mich genau so, wie sie aussieht: Miserabel.

Das muss ich mir nicht gefallen lassen. Von niemandem, am allerwenigsten von mir selbst. Diese Figur sieht nicht nur deprimierend und wirklich unästhetisch aus, das ist auch noch voll ungesund und brandgefährlich. Man weiß doch schließlich, welche gesundheitlichen Folgen Übergewicht haben kann: Kurzatmigkeit, Arthrose, Gelenkschmerzen, Diabetes, hohes Risiko für Herzinfarkt und Schlaganfall, und, und, und …

Aber wie komme ich jetzt dagegen an? Mit Hungern, so wie früher? Das geht schon allein wegen der Prüfungen nicht. Ich muss mich konzentrieren können, das geht nicht ohne Essen.

Diät? Nein danke! Das war noch nie mein Fall. Unausgewogene Mangelernährung ist das letzte, was ich jetzt brauche. Da sind ganz sicher nicht alle Nährstoffe und Spurenelemente drin, die zum Denken notwendig sind, und auf den Jo-Jo-Effekt bin ich auch nicht scharf.

Wie oft habe ich schon von Frauen gehört, die nach einer Diät die überflüssigen Kilos schneller wieder drauf hatten als sie schauen konnten und sogar noch mehr. Sobald sie zu ihrer gewohnten Ernährung zurückgekehrt sind, kam auch der Speck zurück. Manche berichten, nach jeder Diät im Schnitt zehn Kilo mehr zugelegt zu haben, als es vor der Diät waren. Also ganz im Ernst, das will doch kein Mensch! Ich brauche einen guten Plan und habe keine Ahnung, woher ich den kriegen soll.

Mein Mann muss in die Stadt zum Urologen. Da mag er nicht allein hin und fragt, ob ich ihn wohl begleiten würde. Erst knurre ich und ziere mich, denn ich muss ja schließlich lernen, dann lasse ich mich doch überreden, mitzukommen. Ich kann ja ein Skript mitnehmen und lernen, während ich auf ihn warte.

Wir parken das Auto, gehen in die Praxis, melden uns beim Empfang und nehmen dann im Wartezimmer Platz.

Ich greife in meine Tasche, um das Bio-Skript herauszuholen. Nichts. In der Tasche ist es nicht. Ich muss das Skript auf dem Schreibtisch vergessen haben. Verflixt! Was mache ich denn jetzt? Jetzt sitze ich hier womöglich ein bis zwei Stunden herum und kann die Zeit nicht einmal zum Lernen nutzen. Ich könnte die Wände hochgehen vor Ärger. Mein Mann wird aufgerufen, ich sehe ihm hinterher, als er das Wartezimmer verlässt. Mein Blick fällt auf einen kleinen Tisch in der Ecke neben der Wartezimmertür, auf dem etliche Illustrierte ausgebreitet sind. Es kann ja nicht schaden, da mal einen Blick drauf zu werfen, auch wenn ich nicht auf Bild der Frau und solche Sachen stehe.

Sieh mal einer an, ein Lifestyle-Magazin. Ich nehme die Illustrierte mit an meinen Platz und blättere sie durch. Ganz interessant: Schöne Mode, elegante Möbel, schickes Design, Vorschläge für außergewöhnliche Reisen und vieles mehr. Eine Anzeige für *Almased.* Davon habe ich irgendwie schon mal gehört, ich denke, es wurde im Fernsehen beworben. Soll wohl das Abnehmen unterstützen. Das interessiert mich überhaupt nicht, ist mir viel zu nah an Diät, und von diesen ganzen Shakes und Wunderpillen zum Abnehmen, die außer dem Hersteller niemandem etwas bringen, halte ich so ganz und gar nichts. Alles nur Unfug und Geldschneiderei (*kurze Zeit später mache ich dann die Erfahrung, dass dieses Produkt doch eine gute Ergänzung darstellt*). Mal sehen, was da noch so kommt.

Ein Bericht, dass *Almased* geeignet sei, die Gewichtsreduktion im Rahmen einer dauerhaften Ernährungsumstellung zu unterstützen. Dauerhafte Ernährungsumstellung, aha. Dieses Stichwort finde ich interessant und lese weiter.

Das Programm heißt „*Leichter leben in Deutschland (LLiD)*". Das hat mit Diät offenbar nicht das Geringste zu tun. Hier wird wissenschaftlich fundiert und doch leicht verständlich erklärt, welche Mechanismen im Körper für Heißhunger und Fressattacken verantwortlich sind, und wie man den Teufelskreis effektiv brechen kann.

Ich verschlinge förmlich jedes Wort. Der Artikel geht natürlich nicht auf alle Einzelheiten des Programms ein, aber ich weiß nun, was zu tun ist.

Der Plan nimmt Gestalt an

Als mein Mann wiederkommt, gehen wir gemeinsam in die Apotheke um die Ecke. Er braucht seine üblichen Medikamente, ich lasse mich weiter über *LLiD* informieren, kaufe mir die theoretische Einführung in das Programm, ein spezielles *LLiD*-Kochbuch und einen *Einkaufsführer*, der mir in Zukunft beim Einkauf zur Orientierung bezüglich empfohlener und nicht geeigneter Lebensmittel dienen wird, denn richtige Ernährung, erklärt man mir, fängt bereits beim Einkauf an. Hier erfahre ich auch, dass von den Apotheken Seminare zu *LLiD* angeboten werden, in denen die Grundlagen erklärt werden und dass man, wenn man das möchte, von der Apotheke betreut und begleitet wird.

Ziemlich viel Information auf einmal, aber gut zu wissen.

Ich bezahle meine Bücher und wir fahren nach Hause, wo ich mich sofort in die Lektüre meiner neuerworbenen Schätze vertiefe. Nachdem ich mir das Inhaltsverzeichnis der Anleitung angesehen habe, bin ich mir sicher, dass ich kein Seminar besuchen werde, sondern mich lieber im Selbststudium mit dem Thema beschäftigen möchte.

Die Anleitung ist gut strukturiert, sehr übersichtlich. Sie beginnt mit der Definition von Übergewicht, erklärt, wie der BMI (Body-Mass-Index) gemessen wird, warum es wichtig ist, zu wissen, wie viel Körperfett man mit sich herumschleppt, wie man exakt den Bauchumfang misst und warum diese Messungen überhaupt sinnvoll sind.

Kapitel zwei erklärt die fünf Grundregeln des Programms:

1. Man nimmt drei Hauptmahlzeiten zu sich und verzichtet auf Zwischenmahlzeiten oder Snacks.
2. Der Fettkonsum wird reduziert und man achtet darauf, gesunde Fette zu essen.
3. Zucker wird so sparsam verwendet wie ein Gewürz.
4. Vollkorn ist zu bevorzugen.
5. Ballaststoffreiche Lebensmittel sind kalorienreichen vorzuziehen.

Vom ersten Punkt einmal abgesehen, finde ich das alles sehr einleuchtend. Bisher dachte ich immer, man solle mindestens fünf kleine Mahlzeiten am Tag zu sich nehmen. Allein schon die Empfehlung, möglichst fünf Hände voll Obst und Gemüse am Tag zu verzehren, wies ja in diese Richtung. Da muss ich erst einmal nachlesen und mehrere Quellen zu Rate ziehen. Der scheinbare Widerspruch löst sich schnell auf: Die empfohlenen Obst- und Gemüseportionen werden auf die drei Hauptmahlzeiten verteilt, die relativ langen Pausen zwischen diesen Mahlzeiten dienen dazu, den Blutzuckerspiegel möglichst „flach" zu halten, um Heißhungerattacken vorzubeugen. Und wenn ich so darüber nachdenke, wie viel kalorienreichen Kram ich den ganzen Tag über in mich hineingestopft habe, einfach weil ich es gewöhnt war, ständig irgendetwas zu essen, wird mir schnell klar, wie sinnvoll diese Essenspausen sind.

Es wird empfohlen, sehr viel zu trinken, mindestens zwei Liter am Tag, am besten Wasser oder ungesüßten Tee. Das ist gar kein Problem für mich, ich trinke immer viel, und früher sowieso meist Wasser, das bekomme ich jetzt auch wieder hin.

Ich erinnere mich, wie ich als Teenager abends nach dem Zähneputzen immer so viel Wasser getrunken habe, bis der Bauch voll war, weil ich sonst vor Hunger nicht hätte schlafen können. Gegessen habe ich ja nicht viel vor lauter Angst, am nächsten Morgen könne die Waage ein paar Gramm mehr anzeigen. Was für ein Wahnsinn! So etwas möchte ich nie wieder erleben.

Mit reichlich Wasser kann man nicht nur gut den Appetit dämpfen, sondern es ist auch zur Entgiftung und zur Unterstützung sämtlicher wichtiger Körperfunktionen sehr gut geeignet.

Nachdem ich mich durch ein erstes Querlesen der gesamten Anleitung davon überzeugt habe, dass mir das vorgestellte Konzept sinnvoll erscheint, prüfe ich den für mich wichtigsten Punkt: Ist das alles überhaupt ohne viel Stress in meinem Alltag durchführbar? Schließlich habe ich keine Zeit, den ganzen Tag in der Küche zu stehen und eine gesunde Mahlzeit nach der anderen herzurichten.

Und wie sieht es eigentlich finanziell und organisatorisch aus? Welche Zutaten brauche ich und wo bekomme ich die? Kann ich mir das denn leisten? Ich stelle fest, dass in den Rezepten einige Gewürze und Zutaten verwendet werden, die ich bisher eher nicht in meinem Repertoire hatte, aber das ist überschaubar. Die meisten Gerichte sind offenbar schnell und mit geringem Aufwand herzustellen, außerdem kann man auch auf Vorrat kochen und einfrieren. Gemüse kann man schon für einige Tage im Voraus putzen, kleinschneiden und im Kühlschrank aufbewahren. Ich finde genügend Tipps zur Organisation und auch zu Alternativen, wenn es mal richtig eilt oder auch für unterwegs. Es ist wirklich an alles gedacht. Das gefällt mir.

Damit bin ich schon beim nächsten Schritt angekommen: Ich entscheide mich dafür, meine Ernährung nach den Vorschlägen von *LLiD* umzustellen. Es ist eine ganz bewusste Entscheidung, kein halbseidenes: „Mal schauen, das kann man ja mal ausprobieren … ", sondern ein ganz klares: „Ja, das will ich!" Das heißt aber nicht, dass ich mich jetzt Hals über Kopf in ein Abenteuer mit ungewissem Ausgang stürze. Ich plane den Ausstieg aus meiner ungesunden, ruinösen Lebensweise Schritt für Schritt. Die Anleitung hilft mir dabei.

Zuerst kommt die Bestandsaufnahme:

Körpergröße:	1,80 *m*
Gewicht:	102,3 *kg*
Bauchumfang:	117 *cm*
Fettanteil:	35,3 *kg*
BMI:	31,6
Ruhepuls:	87
Grundumsatz:	1600 *kcal*
Zielgewicht:	70 *kg*
Zeitrahmen:	Ein Jahr

Ich suche mir die Rezepte für die erste Woche heraus, schreibe eine Einkaufsliste und besorge alles, was ich brauche, bei dem Lebensmittelhändler meines Vertrauens.

Wie gut, dass ich meinen *Einkaufsführer* mitgenommen habe. Erst beim bewussten Lesen der Nährstoff- und Inhaltsangaben auf den Verpackungen der Lebensmittel wird mir klar, wie unübersichtlich und verwirrend viele Verpackungen gestaltet sind und auch, wie wenig Bedeutung ich diesen Dingen bisher beigemessen habe. In meinem kleinen Helfer in Taschenbuchformat finde ich für fast alle Lebensmittel den Energie-, Fett-, Zucker-, und Eiweißgehalt. Gut sortiert nach Lebensmittelkategorien und mit einem Ampelsystem versehen, das mir sagt, welche Kohlenhydrate sehr schnell ins Blut übergehen, also den Blutzucker ruckzuck nach oben treiben (rot → böse KHs), welche nur mäßig schnell (gelb), und welche langsam (grün → gute KHs). Ich empfinde das als sehr wertvolle Hilfe und trotzdem dauert es lange, bis ich meine Liste endlich abgehakt habe. Preislich komme ich bei diesem Einkauf nicht ganz so günstig weg wie sonst, denn ich habe gleich sämtliche Gewürze und Zutaten gekauft, die ich sonst eher nicht im Hause hatte: Frischer und gemahlener Ingwer, Chili, Muskatblüte, Nüsse, Pinienkerne und einiges mehr. Das geht schon ein wenig ins Geld. Andererseits habe ich aber auch viel gespart, weil ich keinerlei Nasch- und Knabberkram eingekauft habe, kaum Wurst und keinen Alkohol. Insgesamt also durchaus verkraftbar.

Für die ersten beiden Tage, die sogenannten Zündertage, werde ich mir einen großen Topf Gemüsesuppe kochen. Der Sinn der Zündung ist es, den Stoffwechsel von Fetteinlagerung auf Fettabgabe umzuprogrammieren. Das funktioniert durch möglichst vollständigen Verzicht auf Kohlenhydrate innerhalb der ersten zwei Tage der Ernährungsumstellung. Man kann entweder Gemüsesuppe essen oder auf kohlenhydratarme Fertigprodukte zurückgreifen. Für mich gar keine Frage, natürlich koche ich mir eine Suppe. Davon darf ich dann täglich so viel essen, wie ich möchte, aber keine Kartoffeln und kein Brot dazu. Kein Problem.

Ich bereite das Gemüse für die Suppe vor, und als alles im großen Suppentopf vor sich hin köchelt und schon gut duftet, schenke ich mir ein Glas Mineralwasser ein und schmökere weiter in der Anleitung: Das Allerwichtigste ist es, keinen Hunger zu haben und erst recht keinen Heißhunger zu bekommen. Deshalb muss die Kurve des Insulinspiegels so flach wie möglich gehalten werden, was am besten funktioniert, wenn man darauf achtet, nicht übermäßig viele Kohlenhydrate zu sich zu nehmen (keinen Zucker!), und wenn doch KHs, dann am besten nur die „grünen“, die langsam ins Blut gehen. Allein mit diesem Kniff erspart man sich Hungergefühle und viel Frust.

Je länger ich mich mit der Lektüre der Anleitung beschäftige, umso klarer wird mir, was ich bisher immer falsch gemacht habe. Es hat mir nicht einmal an Kenntnissen über ernährungsphysiologische Vorgänge und Fakten gefehlt. Dass man von Süßigkeiten dick wird, weiß schließlich jeder, genauso, wie man weiß, dass es ungesund ist, zu hungern und dass es wichtig ist, ausreichend zu trinken.

Was mir vor allem bisher fehlte, war das richtige Mind Set und die richtige Vorbereitung. Bei mir musste erst einmal im Kopf ankommen, dass ich dauerhaft qualitativ hochwertige Nahrungsmittel zu mir nehmen darf, wenn ich mich wohlfühlen möchte in meiner Haut. Dass es nicht um eine mehr oder weniger kurze Phase geht, während der ich möglichst wenig esse und wahrscheinlich auch noch lauter Dinge, die ich gar nicht mag, sondern dass ich mich bewusst dafür entscheide, meine Ernährung dauerhaft auf Lebensmittel umzustellen, die meinem Körper guttun und mir schmecken.

Mir war vorher nie klar, dass es Spaß machen darf, sich gesund zu ernähren, dass es gut schmecken darf, dass es nichts Schlimmeres gibt als Verbote und rigorose Vorgaben, mit denen man sowieso nicht auf Dauer leben kann. Ein solcher Versuch ist schon von vornherein zum Scheitern verurteilt.

Wer verreisen möchte, macht Pläne und trifft Vorbereitungen. Wer abnehmen und dabei Spaß haben möchte, auch. Wie muss nun so ein Plan beschaffen sein?

Zunächst einmal muss ich wissen, wo ich mich befinde und wohin die Reise gehen soll. Den groben Rahmen bildet meine persönliche Bestandsaufnahme: Ich möchte innerhalb eines Jahres von $102{,}3\ kg$ auf $70\ kg$ abnehmen, also $32{,}2\ kg$ in zwölf Monaten, das entspricht einer monatlichen Abnahme von rund $2{,}7\ kg$, also etwa $700\ g$ jede Woche. Klingt erstmal nicht so viel, ist es aber. Gut, am Anfang geht es schnell. Solange der Fettanteil noch sehr hoch ist, verliert man mit entsprechender Ernährung zügig an Gewicht. Je geringer der Fettanteil ist, umso langsamer erfolgt dann die weitere Abnahme. So ähnlich wie beim Sport: Wer völlig untrainiert ist, verzeichnet am Anfang bei entsprechendem Training wesentlich schnellere Fortschritte als ein durchtrainierter Sportler, der für jeden weiteren Fortschritt immer härter trainieren und sich vor allem entsprechend ernähren muss.

Wie jetzt? Das hat auch mit Ernährung zu tun? Na klar! Muskulatur kommt in erster Linie durch richtige Ernährung und ausreichende Erholungsphasen und in zweiter Linie erst durch Training. Das ist ein wichtiger Punkt, den ich im Laufe der Zeit erst so richtig verstehen werde.

Ich stelle fest, dass mein Ziel vielleicht zu ambitioniert ist und schalte einen Gang zurück. Neues Ziel: $15\ kg$ bis $20\ kg$ Abnahme innerhalb eines Jahres.

Das muss ich aber noch genauer fassen. Bisher besteht mein Ziel aus ein paar Zahlen, das genügt nicht. Was will ich denn eigentlich? Fit werden! Fit … Was bedeutet das genau? Schwer zu definieren. Ich stelle mir einen schlanken Körper vor, der leistungsfähig ist und keine Probleme macht, der gut aussieht. Mal ganz ehrlich: Damit fängt es doch meistens an. Man findet sich hässlich und möchte endlich gut aussehen und sexy wirken.

Also fange ich beim oberflächlichsten aller Ziele an, das mir dennoch enorm wichtig zu sein scheint, und überlege, wie denn mein Körper in Zukunft aussehen soll. Eines ist klar: Das Fett muss weg, ich möchte schlank sein. Wohlgemerkt: Schlank, nicht mager, keines dieser abgehungerten Models, die Kleidergröße 32 tragen und sich hinter jedem Laternenpfahl verstecken können. Außerdem möchte ich wohlproportioniert sein, soweit es meine genetischen Anlagen eben erlauben. Das heißt, im Idealfall möchte ich Fett in Muskulatur umbauen, möchte eine sportliche Figur bekommen, muskulöse Arme und Beine, einen knackigen Po und einen flachen Bauch.

Inzwischen notiere ich schon einmal meine Gedanken auf einem Zettel, damit ich nichts vergesse, denn die Sache wird wohl umfangreicher als bisher angenommen.

Optisch bin ich mir jetzt schon im Klaren: Ich möchte eine Figur haben wie Magdalena Neuner oder Madonna. Ich möchte sportlich sein und eine starke Ausstrahlung haben.

Nun die gesundheitliche Komponente. Was bedeutet Fitsein in dieser Hinsicht? Ganz wichtig ist mir, erst einmal so viel abzunehmen, dass ich wieder halbwegs Luft bekomme und mich besser bewegen kann. Wer nicht einmal eine kleine Steigung ohne Atemnot bewältigen oder eine halbe Stunde gemütlich spazieren gehen kann ohne zwischendurch zu rasten, der ist definitiv weit weg von fit und gesund. Und danach, wenn ich wieder längere Strecken laufen kann? Dann ist mein Ziel, mein Herz- Kreislaufsystem zu stärken, den Ruhepuls zu reduzieren und vor allem auch zu spüren, dass ich wieder mehr Power habe. Bis dahin in kleinen Schritten so viel Bewegung wie mir momentan mit meiner Sumo-Ringer-Figur eben möglich ist.

Das wohl wichtigste meiner Ziele jedoch ist psychischer Natur. Ich will mich wieder wohlfühlen in meiner Haut und mich selbst mögen können. Ich weiß ganz genau, dass ich das nur kann, wenn ich wieder mit Gelassenheit in den Spiegel sehen und mich ohne Angst auf die Waage stellen kann. Wenn ich die Gewissheit habe, dass ich es bin, die hier den Ton angibt und sonst nichts und niemand. Nicht Verzweiflung, nicht Resignation, nicht Selbstvorwürfe, schon gar nicht Selbstmitleid, sondern Zuversicht, Elan und Fröhlichkeit führen zum Erfolg. Keine Verbote, nicht das Gefühl, ständig auf etwas verzichten, mit eisernem Willen gegen die eigene Schwäche angehen zu müssen, sondern die Freude am Neuen, an der Veränderung, der Flow ist es, auf den es ankommt.

Damit sind meine Ziele klar. Jetzt esse ich erst einmal einen Teller Suppe und ruhe ein wenig aus.

Anschließend schreibe ich das Wichtigste noch einmal sauber auf ein kleines Blatt Papier, das ich am alten Küchenbuffet in der Ritze zwischen Glasscheibe und Holzrahmen befestige. Hier habe ich einen guten Blick auf meine Ziele, das wird mir dabei helfen, sie nicht aus den Augen zu verlieren.

Jetzt geht es darum, die Reiseroute festzusetzen. Wenn ich nicht vom Kurs abkommen will, muss ich unterwegs immer wieder checken, ob die Richtung noch stimmt. Ich brauche ein Monitoring, das funktioniert, aber weder kompliziert ist noch viel Zeit kostet. Natürlich bleibt die Waage Bestandteil meines Kontrollsystems, aber das allein ist zu wenig, denn sie zeigt ja nur das Gewicht an und nicht dessen Verteilung. Die Waage macht keinen Unterschied zwischen einem durchtrainierten und einem fetten Körper. 100 kg sind für die Waage 100 kg, Punkt.

Messen hingegen zeigt den Unterschied recht deutlich und das geht ganz einfach. Der Umfang von Oberarm, Oberschenkel, Bauch, Hüfte und Taille wird mit einem Schneidermaßband gemessen und notiert, am besten einmal wöchentlich. Mit ein bisschen Übung geht das ganz schnell und es motiviert ungeheuer, von Woche zu Woche festzustellen, wie die Zentimeter schwinden, selbst wenn die Waage einmal eingefroren scheint. Und wem einige Millimeter in der Woche zu unspektakulär sind, der misst eben einmal im Monat. Wichtig ist nur, in regelmäßigen Abständen zu kontrollieren und den Fortschritt zu dokumentieren.

Motivation ist gar nicht hoch genug einzuschätzen. Ich trage in meinen *Erfolgsplaner*, den ich zusammen mit der Anleitung erworben habe, ganz vorn meine Start- und Zieldaten ein. Der Planer bietet außerdem auf jedem weiteren Blatt die Möglichkeit einzutragen, was in der Woche gut gelaufen ist und was ich noch verbessern kann, mein aktuelles Gewicht und ob ich mich genügend bewegt habe.

Nehme ich während der Woche 500*g* oder mehr ab, so blättere ich um auf die nächste Seite, wenn nicht, dann eben nicht. Natürlich möchte ich wöchentlich umblättern, also achte ich schon darauf, mit guter Ernährung und mehr Bewegung mein Wochenziel zu erreichen.

Zusätzlich findet sich auf jedem Blatt ein motivierender Spruch und manchmal auch die Aufforderung, dass ich mir etwas gönnen soll, wenn ich ein Zwischenziel erreicht habe. Komisch, noch vor Kurzem wäre mir bei der Formulierung „mir etwas gönnen" sofort etwas zum Essen eingefallen. Inzwischen denke ich schon an ganz viele Alternativen: Eine gute Tasse Tee, ein duftendes Vollbad, eine kleine Meditation bei Kerzenschein, beim Einkaufen einmal einen Strauß Blumen mitnehmen, und, und, und …

Es macht mir Freude, den *Erfolgsplaner* durchzublättern. Hier werde ich in Zukunft meine Erfolge eintragen, er wird mir helfen, motiviert zu bleiben.

Mental gut vorbereitet, starte ich meine Zündung. Es fällt mir leicht, zwei Tage lang von Gemüsesuppe, Tee und Wasser zu leben. Ich verspüre weder Hunger noch Verlangen nach Süßigkeiten. Von der Suppe darf ich essen, so viel ich mag und tue das auch. Sie schmeckt großartig. Ich nehme innerhalb dieser zwei Tage vier Kilo ab, bin mir aber dessen bewusst, dass es sich größtenteils um Wasser handelt, das ich verloren habe, obwohl ich jede Menge Flüssigkeit zu mir nehme. Ohne Kohlenhydrate verliert der Körper überflüssiges Wasser ganz schnell.

Ich freue mich schon auf mein erstes gesundes Frühstück. Zwar hätte ich bereits an den Zündertagen ein leichtes

Frühstück zu mir nehmen dürfen, aber es war mir lieber, mich in dieser Zeit auf die Suppe zu beschränken.

Als es am Morgen des dritten Tages soweit ist, wähle ich aus den Frühstücksrezepten den Beerenquark aus.

Beerenquark-Creme

Zutaten für 1 Portion:

250 g Magerquark
3 EL Milch 1,5 %
150 g gemischte Beeren, frisch oder TK, ohne Zuckerzusatz.

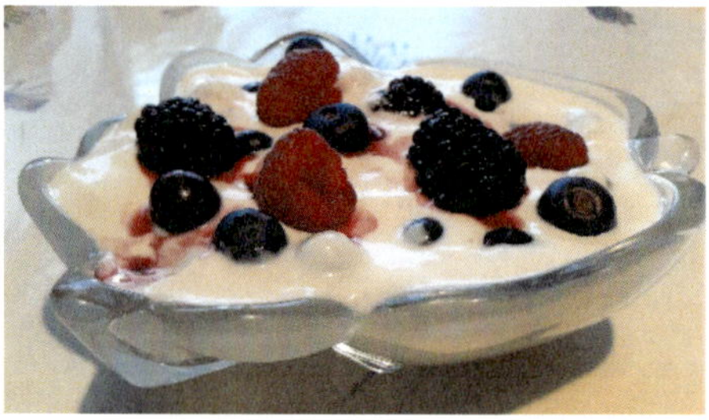

Quark mit der Milch glattrühren und die frischen oder angetauten TK Beeren unterrühren.

Im Laufe der Zeit probiere ich einige leckere Frühstücksrezepte aus dem Kochbuch aus, aber die Beerenquark-Creme bleibt mein Favorit. Genau mein Geschmack. Ich liebe die frischen Beeren, vor allem die Heidelbeeren mag ich sehr gern, sie machen die Zugabe von Zucker wirklich überflüssig. Da der Magerquark viel Eiweiß enthält, macht dieses Frühstück auch lange satt, das ist mir wichtig, schließlich gibt es keine Zwischenmahlzeiten mehr.

In diesen ersten Tagen halte ich mich genau an die Menüvorschläge meines Kochbuchs. Das hat schon den Vorteil, dass ich nicht lange nachdenken und suchen muss, was ich denn essen könnte, und ich kann sicher sein, dass die Nährwerte auf mein Ziel abgestimmt sind. Mag ich einmal irgendeine Mahlzeit nicht, kann ich jederzeit auf eine Alternative ausweichen, es gibt genügend leckere Rezepte in meinem Buch, auch vegetarische, wobei das für mich kein großes Thema ist. Sogar ein Kapitel mit dem Titel *Desserts und Kuchen* finde ich, aber davon will ich im Augenblick noch gar nichts wissen. Ich möchte erst einmal richtig in Gang kommen mit der neuen Ernährung und mich nicht leichtfertig selbst in Versuchung führen. Ich weiß ja, wie das meistens ausgeht: Nur ein kleines Stückchen Schokolade und zack – weg ist die ganze Tafel. Also vorerst nichts Süßes, sicher ist sicher!

Heute Mittag steht Bohnenkernsalat mit Zucchiniröllchen auf meinem Speiseplan.

Bohnenkernsalat mit Zucchiniröllchen

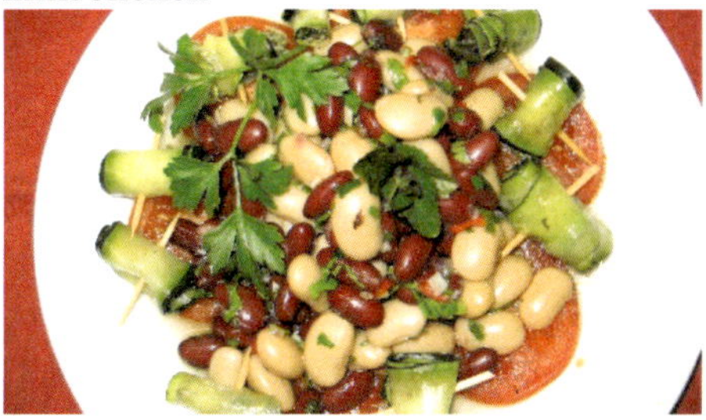

Zutaten für 4 Portionen:
500 g Zucchini
2 EL Olivenöl
1 Dose rote Bohnenkerne (480 g)
1 Dose weiße Bohnenkerne (480 g)
1 EL gehackte Petersilie
1 EL gehackte Minze
500 g Tomaten

Für die Marinade: Kräutersalz, italienische Kräutermischung, Salz, Cayennepfeffer, 1 rote Zwiebel, 1 Zehe Knoblauch, 1 rote Chilischote oder eine Msp. geschrotete Chili, 4 EL Kräuteressig, 100 ml *LLiD* Würzer Brühe (oder Gemüsebrühe)

Das Rezept ist auf vier Portionen ausgelegt, ich werde nur die Hälfte zubereiten, das reicht für mich zu Mittag und den Rest darf mein Mann am Abend kosten.

Es macht mir Freude, die Zutaten für mein Mittagessen vorzubereiten. Zuerst muss ich hinunter gehen in den Keller, um die Konservendosen mit den Bohnen zu holen.

Das wusste ich übrigens gar nicht: Konserviertes Gemüse ist besser als sein Ruf. Je nachdem, in welchem Reifezustand frisches Obst oder Gemüse geerntet wird und welche Wege es bis zum Konsumenten zurücklegen muss, hat die Konserve nicht selten die Nase vorn. Sei es, was den Geschmack, die Inhaltsstoffe und die Konsistenz angeht, sei es aus Gründen des Umweltschutzes. Zumindest gilt: Lieber Konserve oder Tiefkühlkost als gar kein Obst und Gemüse. Natürlich muss man bei Obstkonserven immer ganz genau auf den Zuckergehalt schauen.

Ziemlich außer Atem, aber frohgemut, komme ich mit meinen beiden Dosen voll Bohnen wieder nach oben in die Küche. Ich bekomme zwar kaum noch Luft, habe aber das gute Gefühl, durch diesen Gang in den Keller etwas für meine Gesundheit getan zu haben. Prima! Letzthin hätte ich mich noch geärgert, dass niemand da ist, der mir diesen Weg abnehmen kann.

Ich hole Zucchini, Chilischote, Tomate und frische Kräuter aus dem Gemüsefach im Kühlschrank, eine rote Zwiebel und Knoblauch aus dem kleinen Holzkasten mit Luftschlitzen, der an der Wand befestigt ist. Mein längst verstorbener Großvater hat ihn früher einmal für meinen Vater gebaut, damit dieser die im eigenen Garten angebauten Zwiebeln und den Knoblauch fachgerecht lagern konnte, und ich habe diesen nützlichen Schatz geerbt. Mein Opa war ein großer Freund guten Essens.

Ich wasche das Gemüse und die Kräuter, schneide die Zucchini der Länge nach in Scheiben, lege sie auf ein Blech mit Backfolie, pinsele sie mit Olivenöl ein und würze sie mit Kräutersalz und italienischen Trockenkräutern. Mmh, wie gut das duftet! Ich liebe Olivenöl und freue mich, dass es seiner wertvollen Fettsäuren wegen so gut in meine neue Ernährung passt.

Ich schiebe das Blech in den Backofen auf die mittlere Schiene, schalte den Ofen auf 180°C Ober- und Unterhitze und stelle den Küchenwecker auf 15 Minuten.

Während ich den Knoblauch und die rote Zwiebel kleinschneide und Petersilie und Minze hacke, überlege ich, was ich noch vor Kurzem so im Vorbeigehen jeden Vormittag in mich hineingestopft habe, ohne mir dessen überhaupt bewusst zu sein. Schokolade, Chips, Kuchen und Fruchtsaft mit einem Energiegehalt von über 1000 *kcal*. Nur am Vormittag! Nachmittags und abends kamen ja noch viel mehr leere Kalorien in Form von Snacks, Knabberkram und Alkohol dazu. Unglaublich.

So, nun noch die Chilischote kleinhacken, dann werden Zwiebel, Knoblauch und Chilischote in einem kleinen Pfännchen in Olivenöl angeröstet, mit Gemüsebrühe und Kräuteressig abgelöscht, ganz zum Schluss mit etwas Salz und Cayennepfeffer gewürzt und zur Seite gestellt.

Bevor ich die Konservendosen öffne, gehe ich vorsichtshalber erst einmal Hände waschen, es wäre nicht das erste Mal, dass ich mir nach dem Schneiden von Chili aus Versehen die Augen reibe und für die nächste halbe Stunde vor lauter Brennen und Tränen in den Augen nichts mehr sehe.

Ich trockne meine Hände an dem blauweißen Leinenhandtuch ab, das im Bad neben dem Waschbecken hängt. Dann gehe ich zurück in die Küche, öffne die Dosen, kippe die weißen und die roten Bohnen gemeinsam in ein Sieb und spüle sie gründlich ab. Danach gebe ich sie in eine Schüssel, übergieße sie mit der Marinade aus dem kleinen Pfännchen neben dem Herd, hebe vorsichtig die frischen

Kräuter unter und mische alles gut durch. Jetzt können die Bohnen durchziehen, bis die Zucchini im Ofen fertig sind.

Die Tomaten schneide ich unterdessen in Scheiben. Sie duften herrlich. Genau so, wie es immer riecht, wenn man im Garten Tomatenstöcke ausgeizt, also die überflüssigen Blätter und Triebe entfernt, damit sich die restliche Pflanze gut entwickeln kann.

Ich hole einen großen weißen Porzellanteller aus dem Küchenbuffet und verteile die Tomatenscheiben gleichmäßig darauf. Die marinierten Bohnen setze ich wie einen kleinen Berg in der Mitte des Tellers auf die Tomatenscheiben, drum herum lege ich die aufgerollten und mit hölzernen Zahnstochern festgesteckten Zucchinischeiben. Vorweg noch ein großes Glas Wasser, dann lasse ich es mir schmecken. Es mundet großartig! Ich esse in kleinen Bissen und konzentriere mich voll und ganz auf den Geschmack und die Textur des Essens. Heute bin ich erstaunlicherweise bei weitem nicht so gierig wie sonst so oft. Ich nehme an, das kommt daher, dass mich bereits die Zubereitung mit Freude erfüllt hat. Rundherum satt und zufrieden, aber ohne lästiges Völlegefühl, räume ich die Küche auf, bevor ich mich wieder an den Schreibtisch setze, um weiter zu lernen. Meine Wasserflasche stelle ich samt Glas vor mir neben die Bücher, damit ich nicht vergesse, genügend zu trinken.

Nach zwei Stunden Denkarbeit lege ich eine Bewegungspause ein. Ich muss mich wirklich mit Gewalt dazu zwingen, Pausen war ich bisher nicht gewöhnt, bin aber fest davon überzeugt, dass das besser ist für mich. Also raffe ich mich auf und gehe hinunter in den Keller. Erst einmal kurz vor die Haustür, die vom Kellerflur ins Freie führt, einen Moment lang die frische Luft genießen, dann gehe ich wieder hinauf und nehme bei dieser Gelegenheit eine Flasche Rotwein mit, denn ich brauche später ein wenig davon zum Kochen.

Als ich an die Bücher zurückkehre, hätte ich gute Lust, mich anstatt mit Mathe und Englisch lieber weiter mit meinem neuen Projekt „Ernährungsumstellung" zu beschäftigen und noch ein wenig in der Anleitung oder dem Kochbuch zu stöbern, sehe aber ein, dass es notwendig ist, mich noch einmal für weitere zwei Stunden in den Abi-Stoff zu knien und verschiebe mein weiteres Studium der „Umstellungstheorie" auf morgen.

Ich fühle mich ausgezeichnet und bin richtig enthusiastisch, weiß aber genau, dass ich schon jetzt alles unternehmen muss, um die Motivation auf Dauer hochzuhalten.

Ich bin froh, dass ich mein Tagespensum an Abiturvorbereitung heute gut geschafft habe, obwohl ich eine kleine Pause eingelegt hatte. Sie hat wirklich richtig gut getan. Das sollte ich mir zur Gewohnheit machen. Und nicht nur das. In nächster Zeit werde ich mir überlegen, was ich mir alles ab- und was angewöhnen möchte, um dauerhaft gesund und glücklich leben zu können.

Ich habe einige gute Bücher, in denen ich nachlesen kann, wie die menschliche Psyche arbeitet und wie ich davon profitieren, das für meine Zwecke nutzen kann. Es ist schon Jahre her, dass ich diese Bücher gelesen habe, aber ich weiß genau, wo ich sie finde. Gleich morgen werde ich mich darum kümmern. Rom wurde auch nicht an einem Tag erbaut. Nach und nach werde ich den Dreh schon herausbekommen.

Während des Lernens nichts zu naschen und stattdessen immer wieder Wasser zu trinken, war heute ganz schön schwer. Ich gebe zu, das hat mich viel Mühe gekostet und irgendwie gluckert es jetzt ein bisschen im Bauch.

Immer wieder musste ich mich darauf besinnen, dass ein Snack nicht nur ganz schnell den Insulinspiegel in die Höhe jagt, sondern mir auch sicher ein schlechtes Gewissen bescheren wird. Auf jeden Fall habe ich durchgehalten. Geht doch!

Inzwischen ist es schon 17 Uhr und ich habe richtig Hunger. Nächstens sollte ich mit der Zubereitung des Essens wohl früher anfangen. Hunger macht böse, großer Hunger macht zornig, zumindest trifft das bei mir zu.

Also schnell in die Küche, die Ärmel hochgekrempelt, das Kochbuch aufgeschlagen und los geht's. Es gibt **Schweinefilet im Rotwein-Balsamico-Sud.**

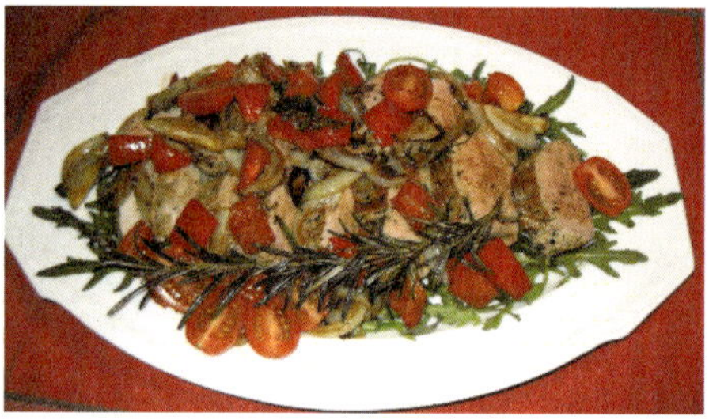

Zutaten für 4 Portionen:

600 g	Schweinefilet am Stück
2 EL	Olivenöl
4 EL	Balsamico
200 g	Schalotten
2 rote	Paprikaschoten
100 g	Cocktailtomaten
30 g	Rucola
100 ml	Rotwein
200 ml	Wasser

2 EL italienische Kräutermischung, Salz, Pfeffer, Alufolie
1 Zweig Rosmarin, 5 Zweige Thymian
4 Vollkornbrötchen

Backofen auf 160°C Ober- und Unterhitze vorheizen.
Die Schalotten abziehen und voneinander lösen, die Paprikaschote in kleine Würfel schneiden, den Rucola verlesen, waschen und trocken schleudern.

1 EL Öl erhitzen und das Schweinefleisch mit den Schalotten im Ganzen rundherum anbräunen. Mit Salz, Pfeffer und der italienischen Kräutermischung kräftig würzen, aus der Pfanne nehmen und auf die Alufolie legen. Das Fleisch mit 2 EL Balsamico beträufeln, Rosmarin und Thymian darauf legen und die Alufolie schließen. Im Backofen etwa 20 Minuten ziehen lassen.
Den Bratenfond mit Rotwein, Wasser und 2 EL Balsamico ablöschen und etwa bis zur Hälfte einreduzieren lassen. Mit etwas Salz und Pfeffer abschmecken.
Das restliche Öl in einer extra Pfanne erhitzen und die Paprikawürfel kurz darin anschwitzen, leicht salzen und pfeffern.
Den Rucola auf einer Platte auslegen, das Filet aus dem Ofen nehmen, in der Alufolie noch 10 Minuten ruhen lassen, dann in dünne Scheiben schneiden und auf dem Rucola anrichten.
Die Schalotten mit der Soße darauf verteilen, die Paprikastückchen und die Cocktailtomaten darüber geben und kalt oder warm mit Brötchen servieren.

Nach dem Abendessen bin ich rundherum satt und glücklich, es gelüstet mich nicht einmal nach einem Glas Wein. Mein Tag war so erfolgreich und vom vielen Lesen, Lernen, Kochen und Treppensteigen bin ich derart platt, dass ich viel früher als gewöhnlich ins Bett gehe und auch ganz schnell und friedlich einschlafe.

Am nächsten Morgen zeigt die Waage fast ein Kilogramm weniger und ich spüre, dass der Hosenbund schon nicht mehr so kneift wie zuvor. Das gefällt mir!

Die ganze Nacht habe ich durchgeschlafen, ohne ein einziges Mal aufzuwachen. Das kenne ich sonst gar nicht. Normalerweise wache ich nachts mindestens zwei- bis dreimal auf, gehe auf die Toilette und wälze mich danach meist noch einige Zeit hin und her, bis ich wieder schlafen kann. Mir kommt es so vor, als habe ich mich schon seit Langem nicht mehr so gut erholt wie in der letzten Nacht.

Da fällt mir ein, vor Jahren bereits etwas von „Schlank im Schlaf“ gehört zu haben. Ich habe mir damals nicht die

Mühe gemacht, zu recherchieren, was genau dahinter steckt, denn ich war mir sicher, dass das genauso ins Leere führt wie die immer wiederkehrenden Versprechungen, dass diese oder jene Diät innerhalb kürzester Zeit zu einer Abnahme von garantiert mindestens zehn Kilo führe, oder diese oder jene Wunderpille dasselbe bewirke. Alles nur Geschäftemacherei.

Jetzt bin ich aber doch neugierig und lese nach, ob und was Schlaf mit Schlanksein zu tun hat.

Offenbar eine ganze Menge: Im Schlaf werden Hormone im Körper produziert, die sich stark auf den Stoffwechsel auswirken:

- Testosteron regt die Fettverbrennung und das Muskelwachstum an,
- Cortisol bewirkt, dass viel Energie in Form von Fett eingelagert wird,
- Ghrelin löst Hungergefühl aus,
- Leptin dagegen löst Sättigungsgefühl aus.

Bei ausreichend und qualitativ hochwertigem Schlaf wird mehr Testosteron gebildet, was die Fettverbrennung ankurbelt und das Muskelwachstum fördert.

Qualitativ hochwertig meint, dass etwa die Hälfte der gesamten Schlafdauer aus Traumschlaf und Tiefschlaf besteht. Im Traumschlaf regenerieren sich Gehirn und Psyche, im Tiefschlaf finden sämtliche physischen Regenerationsprozesse statt. Beide Schlafphasen sind also extrem wichtig um Körper und Geist zu regenerieren.

Bei zu wenig Schlaf entsteht mehr Verlangen nach fett- und zuckerhaltiger Nahrung, weil weniger Leptin und mehr Ghrelin produziert wird.

Es gibt also noch eine Stellschraube: Guten Schlaf!

Die Macht der Gewohnheit

Mit der Theorie des Abnehmens sowie den ernährungsphysiologischen Hintergründen bin ich inzwischen recht gut vertraut und ich bin zuversichtlich, mein Vorhaben „Schlank, gesund und glücklich“ wirklich innerhalb der selbst gesetzten Frist verwirklichen zu können. Es kommt ja im Prinzip „nur“ darauf an, ganz bewusst die seit Jahren eingeschliffenen ungesunden Gewohnheiten gegen bessere auszutauschen und die Erfahrungen, die ich seit dem Tag der Zündung gemacht habe, sind durchweg positiv und beflügeln mich. Das „neue“ Essen schmeckt mir nicht nur, es bekommt mir auch hervorragend. Ich fühle mich richtig wohl und merke, wie ich von Tag zu Tag etwas weniger Blähbauch und etwas mehr Energie habe.

Auf der Waage sind bereits die ersten Erfolge zu sehen und auch das Maßband spricht eine eindeutige Sprache, mein Bauchumfang nimmt merklich ab. Ich genieße es, neue Rezepte auszuprobieren, kaufe neuerdings gern und auch geduldig ein, es macht mir überhaupt nichts mehr aus, mit dem *Einkaufsführer* in der Hand und der Brille auf der Nase im Laden zu stehen, um die für mich geeigneten Produkte zu finden, Nährstoffangaben verschiedener Alternativen zu vergleichen, bevor ich mich entscheide, was im Einkaufskorb landet. Bei jedem Einkauf geht es ein wenig zügiger, mit der Zeit lerne ich, welche Lebensmittel in mein Konzept passen und welche nicht.

Mit Obst bin ich anfangs sehr vorsichtig, da ich Zucker weitgehend vermeide, um nicht in die „Insulinfalle“ zu tappen. Heißhungerattacken von vornherein möglichst zu umgehen finde ich wesentlich einfacher, als mit Willensstärke dagegen ankämpfen zu müssen. Also beschränke ich mich in den ersten Wochen auf Beerenobst, da es im Vergleich mit anderen Obstsorten sehr wenig Fruchtzucker enthält. Süßigkeiten schaffen es nicht einmal auf den Einkaufszettel und auch nicht in den Korb, wenngleich ich zugeben muss, dass ich während des Einkaufs immer wieder, mal in größerem, mal in geringerem Abstand, meine Kreise um die Regale mit dem Naschkram ziehe wie ein Junkie. Aber ich bleibe konsequent. Was nicht zu Hause ist, wird auch nicht gegessen. Die vor den Zündertagen noch vorhandenen Reste habe in die hinterste Ecke verbannt (aus den Augen, aus dem Sinn), meinem Mann mitgeteilt, dass ich mich bis auf Weiteres nicht an deren Vernichtung beteiligen werde und dass, sollte er Nachschub einkaufen, dieser bitte genauso außerhalb meiner Sichtweite gelagert und ohne mein Beisein vertilgt werden möge.

Zwar habe ich gelesen und auch verstanden, dass man Gewohnheiten immer nur in Minischritten ändern sollte und niemals zu viele auf einmal, aber ich habe da meine eigene Strategie, denn ich kenne mich. Im Laufe der Zeit habe ich so viele kontraproduktive Gewohnheiten etabliert, dass es, ginge ich nach Empfehlung vor, wohl Jahre dauern würde, bis endlich alles auf „gut und gesund“ umgestellt wäre. Dazu bin ich viel zu ungeduldig, mehr so der „Alles-oder-Nichts-Typ“. Also drehe ich wirklich von Anfang an fast allen Schrauben, die mir zur Verfügung stehen. Damit das nicht ins Auge geht, muss ich genau wissen, was zu tun ist und wie es am einfachsten gelingt, Gewohnheiten zu ändern.

Wie geplant stöbere ich also meinen großen antiken Bücherschrank nach Werken durch, in denen ich Informationen und Tipps vermute, die mir in der kommenden Zeit helfen können. Neben den Skripten für meinen Abiturlehrgang lese ich nun verschiedene psychologische Abhandlungen und Ratgeber, unter anderem *Die 7 Wege zur Effektivität* von Stephen Covey, einem Betriebswirtschaftler, der zu Lebzeiten weltweit als renommierter Unternehmensberater tätig war und der in diesem Buch beschreibt, wie gute Unternehmenskultur und menschliche Grundprinzipien zu geschäftlichem und privatem Erfolg führen. Auf den ersten Blick scheint das wenig mit erfolgreichem Abnehmen zu tun zu haben, aber was Selbstreflexion und den Umgang mit Gewohnheiten angeht, ist dieses Buch wirklich Gold wert. Es hilft mir, zu erkennen, welche Werte mir wichtig sind, wie ich mich mir und anderen gegenüber momentan verhalte und in Zukunft verhalten möchte, und was ich wie verändern kann, um meine langfristigen Ziele zu erreichen.

Einige Jahre später werde ich *Die 1%-Methode* von James Clear lesen, ein Buch, das die Ausführungen von Covey im Hinblick auf den Aufbau guter Gewohnheiten praxistauglich präzisiert und detailliert beschreibt.

Hätte es dieses tolle Buch schon 2011 gegeben, wäre vieles leichter gewesen für mich, aber immerhin bekomme ich hier später die Bestätigung, dass ich durch Versuch und Irrtum intuitiv das richtige Prinzip zur effektiven Umprogrammierung meines Autopiloten gefunden habe.

Mit der Zeit wird mir klar, dass es im Grunde gar nicht so schwer ist, neue Gewohnheiten anzunehmen. Alles, was unerwünscht ist, muss aus dem Blick entfernt und die Durchführung erschwert werden (s. Schokolade!), alles, was erwünscht ist, muss gut sichtbar platziert werden und leicht erreichbar sein (Sportzeug sollte immer bereit liegen!).

Wenn zum Beispiel der Bierkasten daheim an einer Stelle steht, an der ich zwanzig Mal am Tag vorbeikomme, werde ich irgendwann zugreifen, auch wenn ich es eigentlich nicht vorhatte. Steht stattdessen an der gleichen Stelle ein Wasserkasten, so werde ich mich dort bedienen, auch wenn Wasser nicht mein erklärtes Lieblingsgetränk sein sollte.

Besonders effektiv ist es, Gewohnheiten miteinander zu verbinden, also Neues mit Hilfe von Altem zu etablieren. Das hat schon den unschätzbaren Vorteil, dass ich gar nicht darüber nachdenken muss, wann ich das tun werde, was ich mir vorgenommen habe.

Das ständige Nachdenken über den richtigen Moment für meine Entspannungsübung, meinen Spaziergang oder was auch immer ich tun möchte, kostet nur unnötig Energie und birgt das Risiko, die geplante Handlung am Ende gar nicht auszuführen, weil ich viel zu sehr damit beschäftigt bin, mit mir selbst immer wieder den geeigneten Zeitpunkt auszudiskutieren.

Am schnellsten wird eine neue Handlung zur Gewohnheit, wenn sie entweder immer wieder um die gleiche Zeit stattfindet oder immer in Verbindung mit bereits vorhandenen Gewohnheiten oder wenn beides zutrifft.

Immer, wenn ich Kaffee trinke, trinke ich vorher ein großes Glas Wasser.

Immer, wenn ich von der Arbeit komme, gehe ich mindestens eine halbe Stunde spazieren.

Jeden Montag um fünfzehn Uhr mache ich Yoga … Die Kopplung an feste Zeiten und Rituale ist simpel und wirksam. Der Kopf muss gar nicht angestrengt werden, um den passenden Zeitpunkt für die angestrebte Handlung zu finden. Autopilot anschalten und einfach machen statt planen. Kein Grund mehr, irgendetwas aufzuschieben.

Dann sehe ich mir jetzt einmal an, an welchen Schrauben ich von nun an auf welche Weise drehen möchte.

Stellschraube Nummer eins: Die Ernährung.

Ich stelle fest, dass es mir nach anfänglichen Turbulenzen schon recht gut gelungen ist, Stellschraube Nummer eins ordnungsgemäß zu justieren. Meine Ernährung besteht nun vorwiegend aus Vollkornprodukten, frischem Gemüse und Salat, magerem Fleisch von Rind und Pute, außerdem Wild, Lamm und Ziege. Diese Fleischsorten liebe ich seit jeher, Schwein dagegen war noch nie so ganz mein Fall (das Schweinefilet im Rotwein-Balsamico-Sud war überraschend köstlich). Sicher kommt es bei Fleisch auch sehr auf die Herkunft und die Aufzucht an. Ich werde in Zukunft noch genauer auf diese Kriterien achten. Dass qualitativ hochwertiges Fleisch wesentlich teuer ist als die Billigware aus dem Supermarkt, ist klar, macht mir aber nichts aus, denn ich esse nur wenig Fleisch. Über vegetarische oder gar vegane Ernährung mache ich mir keine Gedanken. Habe ich Appetit auf Fleisch, so versage ich mir das nicht, es kommt sowieso höchstens ein- bis zweimal in der Woche vor; meist ziehe ich pflanzliche Kost vor, denn sie schmeckt mir und an leckeren Rezepten fehlt es in meinen zahlreichen Kochbüchern wahrlich nicht. Mindestens einmal wöchentlich steht Fisch auf dem Speiseplan, oft sogar zweimal, nicht nur der wertvollen Omega-3-

Fettsäuren wegen, sondern weil ich ihn extrem lecker finde.

Was Käse angeht, bin ich wählerisch. Ich liebe Käse, richtig cremigen und würzigen Käse. Light-Produkte dagegen kommen nicht für mich in Frage. Erstens wird bei allem, wo light draufsteht, das fehlende Fett durch mehr Zucker ausgeglichen, was im Endeffekt noch schlimmer ist, und zweitens bin ich der Meinung, da kann ich ebenso gut gleich auf einem Stück Pappe herumkauen, es schmeckt einfach nach nichts. Dann lieber einen vollfetten Käse, aber Vorsicht bei der Menge: Nach 40 *g* am Tag ist wirklich Schluss, sonst schieße ich mir damit ins eigene Knie. Genuss ist prima und wichtig, aber immer in Maßen.

Die Empfehlung, täglich fünf Portionen Obst und Gemüse zu mir zu nehmen, kann ich mühelos umsetzen, denn ich bin schon immer ein Rohkost-Fan, habe mir nur leider in letzter Zeit selten die Mühe gemacht, derlei einzukaufen und herzurichten, weil das mit Zeitaufwand verbunden ist und bereits verarbeitete Lebensmittel, wenn auch bei weitem nicht so hochwertig, so doch wesentlich bequemer sind.

Was Rohkost angeht, muss ich mich also nicht erst Schritt für Schritt daran gewöhnen, von null auf fünfzig Prozent zu steigern, sondern liege inzwischen oft darüber, ohne mir Mühe geben zu müssen. So schätze ich das zumindest ein.

Bei der Zubereitung meiner Mahlzeiten nehme ich die Empfehlung ernst, zumindest anfangs alle Lebensmittel abzuwiegen, die ich zu mir nehme, da man sich in der Menge leicht verschätzt. Ich habe eine kleine digitale Waage, die bis zu einem Maximalgewicht von zwei Kilogramm auf zwei Gramm genau wiegt, und ich nutze eine Ernährungs-App, in die ich alles eintrage, was ich konsumiere, inklusive Getränke, eben einfach alles. Damit habe ich immer den Überblick, wieviel Energie ich zu mir nehme, und vor allem, welchen Anteil davon Proteine, Kohlenhydrate und Fett ausmachen, das ist für meinen Erfolg ganz entscheidend.

Nach zwei Wochen bin ich fest davon überzeugt, jetzt genügend Gefühl für Mengen und Inhaltsstoffe entwickelt zu haben und dass ich mir das Abwiegen und Eintragen nun sparen kann. Um meine Vermutung zu überprüfen, wiege ich eines Montags zwar noch ein weiteres Mal alles ab und notiere die Mengen auf einem Zettel, esse aber dennoch, was ich mir vorgenommen habe und übertrage meine Notizen erst am Abend kurz vor dem Zubettgehen vom Zettel in meine App. Nur der Sicherheit halber. Nur, um mich zu vergewissern, dass ich mit meinem Gefühl richtig liege.

Haste nicht gesehen! Statt der benötigten 1600 $kcal$ habe ich ganze 2500 $kcal$ verputzt, statt der geplanten 60 Gramm Fett waren es satte 100 Gramm.

Wäre mir der Nutzen eines guten Monitoring-Systems bisher noch nicht klar gewesen, dann spätestens in diesem Moment. Da opfere ich gern etwa zehn Minuten täglich, um alles abzuwiegen und einzutragen. Für mich ist das keine Last, sondern es gibt mir das gute Gefühl, alles richtig zu machen und meine Mahlzeiten unbeschwert genießen zu können.

So langsam geht mir auf, dass mir eigentlich nichts Besseres als meine angefutterten Speckrollen hätte passieren können, denn auf diese (zugegebenermaßen brutale) Weise habe ich endlich zu einer Ernährungsform gefunden, die mir nicht nur guttut, sondern die auch richtig gut schmeckt.

Die einzige Schwierigkeit mit der neuen Ernährung ist in der ersten Zeit dann doch der Zeitaufwand. Es kostet Zeit, bewusst einzukaufen, es kostet Zeit, die frischen Zutaten herzurichten und zu verarbeiten, es kostet Zeit, dreimal am Tag ein richtig gutes, frisch zubereitetes Essen auf den Tisch zu zaubern.

Eines ist klar: Was ich hier begonnen habe, das macht sich nicht mal eben so nebenbei. Darauf darf ich mich einlassen, das darf ich mögen und mit Elan bei der Sache sein. Oder es klappt nicht.

Ich lasse mich darauf ein. Voll und ganz. Es geht mir so gut wie nie zuvor. Das will ich nicht mehr aufgeben. Ich genieße es, mich ganz bewusst um mich und meine Ernährung zu kümmern, gute und frische Lebensmittel liebevoll zu tollen Mahlzeiten zu verarbeiten. An Tagen, die mir genügend Spielraum dafür lassen, ist das alles gar kein Problem. Für stressigere Zeiten brauche ich eine Strategie und erinnere mich an die Tipps, die ich gelesen und zunächst belächelt hatte: Ich putze und schnippele nun Obst und Gemüse für zwei bis drei Tage auf Vorrat und hebe es bis zur Verwendung in geeigneten Dosen im Kühlschrank auf. Beim Kochen bereite ich die doppelte oder vierfache Menge zu, portioniere und friere das Essen ein. Einen großen Kopf Salat zerteile ich in die einzelnen Blätter, wasche sie, gebe sie in einen Seiher, den ich zum Abtropfen auf einen tiefen Teller stelle und mit einem sauberen Geschirrtuch abdecke. Im Kühlschrank bleibt der Salat auf diese Weise bis zu drei Tage schön frisch und knackig. Auch das

Dressing bereite ich bei Zeitmangel auf Vorrat zu und bewahre es im Kühlschrank auf. Dann kann ich einfach bei Bedarf Dressing in eine Schüssel geben, Salat hineinpflücken, mischen, fertig. So lässt sich eine Menge Zeit sparen und es ist immer etwas Leckeres und qualitativ Hochwertiges zu Essen im Haus. Problem gelöst.

Was mir bisher am meisten zu schaffen macht, ist der Verzicht auf Zwischenmahlzeiten und die Umstellung meiner Getränkewahl. Kaffee trinke ich immer schon schwarz und ohne Zucker, das kann ich beibehalten, aber sonst darf ich doch allerlei ändern. Zwar gehörten Cola und süße Mixgetränke noch nie zu meinen Favoriten, aber Fruchtsäfte, Fruchtnektar und Alkohol schon.

Ab sofort gestrichen. Nur noch Wasser und Tee. Beides trinke ich schon immer gern, aber Wasser eben nur, wenn ich so richtig Durst habe, und zum Teekochen war ich in der letzten Zeit einfach zu faul. Dabei geht doch nichts über einen guten Tee in angenehmer Atmosphäre. Dieses schöne Ritual habe ich in den letzten Jahren sträflich vernachlässigt, es war ganz einfach keine Zeit übrig, andere Dinge schienen mir viel wichtiger und ich hatte keinen Sinn dafür. Aber jetzt will ich mich wieder darauf besinnen.

Den ganzen Tag über läuft alles recht gut und rund. Mühelos ersetze ich die gewohnten kohlehydratreichen, fetten Lebensmittel durch leckeres, gesundes Essen, koche mir Tee und habe immer eine große Wasserflasche in meinem Blickfeld, damit ich nicht vergesse, genug davon zu trinken.

Schwer wird es immer gegen Abend, um die Zeit, zu der ich es gewohnt war, Bier oder Wein zu trinken. Darauf zu verzichten, ist anfangs wirklich ein Kampf für mich, aber da muss ich durch. Nicht, dass ich jemals das Gefühl gehabt hätte, Alkoholikerin zu sein, aber ganz ehrlich, jetzt beschäftigt mich dieser Verdacht doch insgeheim. Ein guter Grund mehr, mich auch hier auf keinen Kompromiss einzulassen. Den Alkohol verbanne ich nun so gut aus meinem Sichtfeld wie schon zuvor den Nasch- und Knabberkram.

Das wollen wir doch mal sehen, wer hier das Sagen hat, ich oder meine schädlichen Gewohnheiten.

Am Abend koche ich mir jetzt einen Tee und zelebriere ihn ausgiebig. Schon das Aussuchen der Teesorte aus dem bunt gemischten Sortiment, das ich in der Küche im alten Holzbuffet meiner Großeltern aufbewahre, ist Teil der Zeremonie. Hat der Tee lang genug gezogen, schenke ich meine große Lieblingstasse voll, zünde eine Kerze an, mache es mir, mit leiser Musik im Hintergrund, auf meinem Sitzkissen bequem, von dem aus ich einen schönen Blick aus dem Fenster über unseren Ort habe, und schlürfe genüsslich und betont langsam meinen Tee.

Nach den ersten drei alkoholfreien Abenden wird es besser, ich spüre, wie ich ruhiger werde.

Die Abstinenz hat einen weiteren großen Vorteil: Das Verlangen nach Fettem, Salzigem und Süßem ist ohne Alkohol bei weitem nicht mehr so groß. Das ist ja wunderbar! Ich beginne, meinen Etappensieg zu genießen. Es lebe der Tee! Er hilft mir, neben Wasser, auch tagsüber dabei, das Verlangen nach Zwischenmahlzeiten zu dämpfen und die

Zeit bis zur nächsten Hauptmahlzeit besser zu überbrücken.

Eine andere hilfreiche Strategie ist die Vorstellung, alles, was ich manchmal am liebsten zwischendurch in mich hineinstopfen würde, in meine Bilanz aufnehmen zu müssen und, last but not least, der Gedanke an Waage und Maßband.

Mit jedem Tag wird es leichter, mit den drei Hauptmahlzeiten zufrieden zu sein. Es ist ein gutes Gefühl, selbst zu bestimmen, was ich tue und was ich lasse.

Ich konzentriere mich voll und ganz auf die Umstellung meiner Ernährung und sehe an meinen Eintragungen im *Erfolgsplaner*, dass ich mit jeder Woche den gesteckten Zielen ein gutes Stück näher komme.

Zwei große Baustellen habe ich jetzt noch übrig, die ich allmählich in Angriff nehmen sollte. Schon an der Formulierung meines Gedankens merke ich, dass das nicht einfach wird: *Ich SOLLTE das in Angriff nehmen,* diese Formulierung stinkt in zweierlei Hinsicht bis zum Himmel nach vorprogrammiertem Misserfolg.

Erstens klappt nichts, was ich *SOLL*, denn jedes Sollen fordert mich sofort heraus, alle Bremsen anzuziehen. Derselbe alte Mechanismus, der schon in Kindertagen zuverlässig funktionierte, ist immer noch vorhanden und stark genug, mich jederzeit selbst zu boykottieren. Mich zieht es, so wie schon in der Kindheit, stärker zu Dingen, die mir nicht aufgedrängt oder übergestülpt werden, die mir niemand aufzwingt oder von mir verlangt. Keine Vorschriften bitte! Ich kümmere mich lieber um das, was ich mag und möchte.

Zweitens wird auch nichts *in Angriff genommen*, das klingt ja richtig feindlich! Es wird keinen Angriff geben, sondern ich darf mich kümmern, bemühen, damit beschäftigen, etwas zu ändern.

Ich sollte ... in Angriff nehmen formuliere ich also hurtig um in *Ich darf mich darum kümmern, dass ...* und dann überlege ich mir in aller Ruhe, wie das zu bewerkstelligen sei.

Jetzt habe ich immer noch nicht gesagt, worum ich mich denn demnächst einmal kümmern darf.

Das eine, nämlich die Frage, wie ich mehr Bewegung in meinen Alltag einbauen kann, fällt eindeutig unter die Rubrik „Dringend notwendig für den weiteren Erfolg beim Abnehmen“, während das andere, nämlich die Frage, wie ich es schaffe, mit dem Rauchen aufzuhören, zweifelsfrei zur Rubrik „Eliminierung lebensbedrohlichen Verhaltens“ gehört.

Echt paradox, dass ich mich trotzdem entscheide, zuerst für mehr Bewegung zu sorgen, bevor ich mich darum kümmern werde, das Rauchen bleiben zu lassen, aber tief in meinem Innern scheint es die Ahnung zu geben, dass ich an diesen beiden Schrauben nicht gleichzeitig drehen sollte, weil sonst die Gefahr besteht, mich zu verzetteln und in letzter Konsequenz womöglich aufzugeben.

Nun also Stellschraube Nummer zwei: Mehr Bewegung.

Anstatt genau zu überlegen, was ich alles aus dem Keller brauche, und dann möglichst alles auf einmal zu holen, damit ich ja nicht noch einmal die Treppe hinunter und wieder hinauf gehen muss, laufe ich jetzt für jede Kleinigkeit separat. Anstatt die Schmutzwäsche in den Keller zur Waschmaschine zu bringen und auf dem Rückweg Getränke und Konserven mit nach oben zu nehmen, mache ich nun mit Absicht Hin- und Rückweg erst allein der Wäsche wegen, dann allein der Getränke wegen, dann der Konserven wegen und das Ganze wieder und wieder, jedes Mal nur einer einzigen Sache wegen.

Am Anfang frage ich mich schon, wie lange ich das wohl durchhalten werde, aber es ist genau wie mit allen anderen Veränderungen: Zuerst noch sehr ungewohnt, aber mit jedem Tag, an dem das neue Verhalten ausgeführt wird, wird es einfacher, geht es automatischer. So lange, bis die alte Gewohnheit durch eine neue ersetzt ist.

Nach etwa zwei Wochen habe ich den Eindruck, die Treppenstufen nun schon wesentlich flinker nehmen zu können und dabei auch lange nicht mehr so außer Atem zu kommen wie am Anfang. Ich beschließe nun, es mit kleinen Waldspaziergängen zu versuchen. In der Apotheke habe ich mir einen Schrittzähler besorgt, der mich super motiviert. Man klemmt ihn an den Hosenbund oder steckt ihn einfach in die Tasche, wichtig ist nur, dass er nah am Körper getragen wird, damit er die Bewegung registrieren kann. Es ist ein kleines weißes, batteriebetriebenes Gerät, auf dessen Display mit zunehmender Aktivität die Sonne aufgeht. Hat man sich erst ein wenig bewegt, so erscheint in der linken unteren Ecke des Displays eine ganz kleine Sonne, zunächst nur ihr oberer Rand. Je mehr Bewegung zu registrieren ist, umso weiter geht die Sonne auf, bis sie schließlich in voller Pracht mit schönen langen Strahlen in der rechten oberen Ecke des Displays steht und mich anlächelt. Niemals hätte ich geglaubt, dass so ein technischer Schnickschnack derart motivieren kann. Kann er aber.

Früher habe ich genascht und Alkohol getrunken, wenn ich mich abgespannt und nicht mehr leistungsfähig fühlte, jetzt gehe ich stattdessen hinaus und mache einen Waldspaziergang.

Auch Stellschraube Nummer zwei kann ich inzwischen also schon ganz gut bedienen, obgleich ich weiß, dass in Sachen Bewegung ganz sicher noch sehr viel Luft nach oben ist. Immerhin läuft bisher alles wie geplant: Ich kann mich jetzt schon viel besser bewegen als vor wenigen Wochen und komme auch lange nicht mehr so schnell außer Atem. Wenn ich weiterhin so gute Fortschritte mache, kann ich demnächst darüber nachdenken, welche Sportart mir gefallen könnte.

Stellschraube Nummer drei: Guter Schlaf.

Es gibt so allerlei, was man tun kann, um guten Schlaf zu fördern und ich probiere vieles mit Erfolg aus: Technische Geräte haben im Schlafzimmer nichts zu suchen. Die Raumtemperatur muss stimmen, lieber etwas kühler als zu warm. Das Fenster bleibt nachts meist weit geöffnet, mindestens aber gekippt, damit ich reichlich frische Luft bekomme und der Sauerstoffgehalt im Blut hoch genug ist. Eine Schlafbrille sorgt dafür, dass im Schlaf kein Licht an meine Augen dringt; ein weiterer Vorteil dieser Brille ist, dass ich erst gar nicht in Versuchung komme, mitten in der Nacht auf das Display des Weckers zu sehen, wie spät es ist.

Jeden Abend gegen 18 Uhr setze ich neuerdings eine Anti-Blaulichtbrille auf, um das hochenergetische, blaue

Licht von den Augen fernzuhalten, das die Produktion des Stresshormons Cortisol fördert und die des Schlafhormons Melatonin hemmt, also ein gutes Einschlafen verhindern kann. Erst war ich ja skeptisch, ob das wirklich etwas bringt, dachte mir dann aber, dass ich es ja immerhin ausprobieren könne, da diese Brillen sehr preiswert sind. Und siehe da: Seither schlafe ich bedeutend besser ein.

Ein weiterer sehr wichtiger Punkt ist der Tag-Nacht-Rhythmus. Je regelmäßiger die Zeiten des Schlafengehens und des Aufwachens sind, umso besser ist die Schlafqualität und umso stärker kommen natürlich alle positiven Auswirkungen guten Schlafes auf Körper und Seele zum Tragen.

Was die Regelmäßigkeit angeht, ist bei mir noch viel Luft nach oben. Zwar stehe ich an Wochentagen meist um die gleiche Zeit auf, aber am Abend sollte ich mich strikter an feste Bettgeh-Zeiten halten. Auch an den Wochenenden könnte ich noch konsequenter sein und die Gepflogenheiten der Wochentage fortsetzen, aber ich liebe es nun einmal, samstags und sonntags lange zu schlafen.

Ich nehme mir vor, daran zu arbeiten, denn ich merke, wie wichtig und nützlich guter Schlaf ist. Das hatte ich lange Jahre überhaupt nicht auf dem Schirm.

Die Energiebilanz

Sie muss stimmen, die Energiebilanz. Das ist das A und O. Ist die Bilanz ausgeglichen, so halte ich mein Gewicht, nehme ich mehr Energie auf, als ich verbrauche, so nehme ich zu. Ist es umgekehrt, so nehme ich ab. Simpel, oder?

Es gibt zwar auch was die Energiebilanz angeht gefühlt unzählige Feinheiten, aber das Grundprinzip ist wirklich so einfach, wie es klingt. Vorausgesetzt, ich weiß, wie viel Energie ich zu mir nehme, und kenne meinen Bedarf.

Die Zufuhr zu bestimmen ist für mich inzwischen tägliche Routine und meinen Grundumsatz kenne ich auch, das sind $1600\,kcal$. Das ist die Energie, die ich unabhängig von jeglicher Bewegung für Stoffwechselvorgänge, Verdauung und Aufrechterhaltung des Herz-Kreislauf-Systems benötige. Dazu kommt der Leistungsumsatz, das ist die Energie, die ich für Bewegung und Beschleunigung von Herzschlag und Atemfrequenz brauche. Grundumsatz und Leistungsumsatz zusammen ergeben den Gesamtumsatz.

Das bedeutet, ich bin mit Hilfe der zwei Stellschrauben Ernährung und Bewegung in der Lage, meine Energiebilanz an meine Ziele anzupassen. Die Zufuhr regele ich über Menge, Energiegehalt und Zusammensetzung der Lebensmittel, die ich zu mir nehme. Den Verbrauch beeinflusse ich durch mein Aktivitätslevel. Je mehr Bewegung, umso mehr Verbrauch, in die andere Richtung funktioniert es genauso.

Natürlich sind Kalorien nicht gleich Kalorien. Ich kann eine halbe Tüte Chips essen oder eine $100\,g$-Tafel Schokolade oder eine große Portion Vollwertkost, wie ich sie in letzter Zeit gerne zubereite. Einerlei, was davon ich wähle, ich nehme jeweils etwa 600 *kcal* zu mir.

Esse ich Chips, so nehme ich jede Menge leere Kohlenhydrate zu mir, außerdem viel zu viel Salz. Mit etwas Pech kann ich mich nicht einmal beherrschen, die Tüte vollends leer zu futtern, ich werde innerhalb kurzer Zeit wieder Hunger haben und großen Durst bekomme ich davon sowieso. Durst, den ich wahrscheinlich lieber mit süßen Getränken anstatt mit Wasser bekämpfen würde, denn die würzigen Chips verlangen geradezu nach Süßem zum „Löschen", zumindest ist es bei mir so.

Entscheide ich mich für die Schokolade, so jage ich durch den Zucker sofort meinen Insulinspiegel in die Höhe und riskiere eine Heißhungerattacke nach der anderen. Außerdem verursacht Schokolade bei mir meist auch großen Durst und das Verlangen nach süßen Getränken.

Den größten Gefallen tue ich meinem Körper, wenn ich die Vollwertkost wähle. Sie enthält alle Nährstoffe, die ich brauche, schmeckt lecker, hält lange satt und beugt Heißhungerattacken und dem Verlangen nach Süßem vor.

Ja, wenn das so ist, wo ist dann das Problem?

Ganz einfach: Manchmal habe ich eben das kleine Teufelchen auf der linken Schulter sitzen, das mir einflüstert, ich solle mir doch etwas gönnen, das habe mir doch früher schon so gut geschmeckt, das hätte ich mir jetzt verdient.

Ja, und manchmal gebe ich dann nach. Warum auch nicht? Es geht nicht darum, mir alles vorzuenthalten. Das macht auf Dauer keinen Spaß. Natürlich nasche ich ab und zu einmal ein kleines Stück Schokolade oder ein paar Chips, aber das muss die Ausnahme bleiben und darf nicht wieder zur Regel werden, denn ich spüre immer deutlicher, dass diese Dinge keine Lebensmittel sind. Sie tun meinem Körper, zumindest in größeren Mengen, nicht gut und wenn ich nur selten etwas davon esse, dann ist das kein Verzicht für mich, sondern ein Gewinn, denn mein Ziel ist ja nicht einfach eine schnelle Abnahme, sondern eine dauerhaft rundum gesunde Ernährung, damit ich mich wohlfühlen kann.

Für die Energiebilanz ist es jedenfalls erst einmal völlig schnuppe, woher die Kalorien stammen, die ich zuführe, in erster Linie kommt es nur auf deren Menge an.

Genauso wie die Zufuhr kann ich den Leistungsumsatz aktiv regeln. Es gibt unzählige Möglichkeiten, ihn zu erhöhen, sei es durch Wandern, Schwimmen, Radfahren, Krafttraining oder Tanzen. Für die Bilanz ist nur relevant, wie viele Kalorien ich am Ende des Tages verbrannt habe, nicht womit und nicht wie lange ich dafür gebraucht habe.

Für mich selbst ist es natürlich extrem wichtig, was ich mache. Erstens soll es etwas sein, was mir Spaß macht, denn nur so kann ich mich dauerhaft motivieren, am Ball zu bleiben, und zweitens kommt es natürlich auch entscheidend auf die Zeit an, die ich für Bewegung aufbringen kann, ohne dass mein ganzer Tagesplan dadurch zerbombt wird. Ganz wichtig ist es, zu bedenken, dass meine Energiebilanz nicht in Stein gemeißelt ist. Ich werde nachjustieren müssen. Je mehr ich abnehme, umso niedriger ist mein Grundumsatz.

Ja, stimmt, die Frage kommt einem sofort in den Kopf: Ist das nicht eine Abwärtsspirale und irgendwann kann ich gar nichts mehr essen, ohne wieder zuzunehmen?

Nein, keine Angst, so ist es nicht. Ich muss nur dafür sorgen, dass ich an Muskelmasse zunehme, was ich an

Fettmasse verliere, denn dann erhöht sich der zukünftige Grundumsatz sogar deutlich, da Muskeln auch in Ruhe und sogar im Schlaf viel mehr Energie benötigen als Fett. Wenn das keine gute Nachricht ist?

Jetzt muss noch die Frage geklärt werden, wie weit ich denn ins Kaloriendefizit gehen möchte. Grundlage der Berechnung ist die Fettmasse, die ich verlieren will. Jedes Kilogramm Fett liefert dem Körper eine Energie von rund $7000\,kcal$. Das bedeutet umgekehrt, dass ich, wenn ich meinen Energiebedarf um insgesamt $7000\,kcal$ unterschreite, ein ganzes Kilogramm Fett abschmelze. Stelle ich mich also auf ein tägliches Defizit von $200\,kcal$ ein, dann verliere ich in 35 Tagen etwa ein Kilo Fett. Bei einem Defizit von $300\,kcal$ dauert es nur 23 Tage bis dieselbe Menge Fett verschwunden ist. Das heißt, ich muss mein Kaloriendefizit auf mein Abnehm-Ziel abstimmen, um es zu erreichen. Bei einer geplanten Abnahme von $20\,kg$ in einem Jahr macht das:

$$20\,kg \cdot 7000\,\frac{kcal}{kg} \div 365\,d \approx 383\,\frac{kcal}{d}$$

Um in einem Jahr $20\,kg$ Fett abzunehmen, muss ich also täglich etwa $400\,kcal$ weniger zu mir nehmen, als ich verbrauche. Oder aber ich nehme nur $200\,kcal$ weniger zu mir und verbrauche dafür durch Bewegung täglich $200\,kcal$ zusätzlich, das kommt unter dem Strich auf das Gleiche heraus. Ich denke, das wird meine Variante sein.

Mir gefällt der Gedanke, dass ich meine Energiebilanz durch Ernährung und Bewegung flexibel regulieren kann.

Küchenwaage, Ernährungs-App, Maßband, Waage und meine kleine „Bewegungssonne“ werden mir helfen, mit Spaß in der Spur zu bleiben.

Sport frei!

Meine Waldspaziergänge werden immer ausgedehnter. Waren anfangs zwanzig Minuten schon so anstrengend, dass ich immer wieder stehenbleiben und ausruhen musste, so ist inzwischen eine Stunde kein Problem mehr für mich. Die frische Waldluft tut mir richtig gut und hinterher fühle ich mich gar nicht mehr müde, sondern erholt und entspannt.

Meinen Schrittzähler habe ich immer am Hosenbund dabei und freue mich, wenn die Sonne mich wieder einmal in voller Pracht anlacht. Ich habe mir ein Paar Nordic Walking Stöcke zugelegt und mich kundig gemacht, wie man sie fachgerecht beim Gehen einsetzt. Ganz ehrlich: Früher habe ich die Nordic Walker mit ihren bunten Stöcken immer belächelt. Ich fand das einfach nur albern und dachte mir, das sei eben ein Modetrend, und zwar einer, den ich gewiss nicht mitmachen werde. Konnte ich ja auch nicht, dazu war ich in dem Moment körperlich gar nicht in der Lage.

Jetzt walke auch ich mit meinen roten Stöcken ganz ungeniert und flott (ja, mit den Stöcken geht es wirklich noch flotter) durch den Wald und merke, wie meine Kondition von Tag zu Tag besser wird.

Je weitere Strecken ich zurücklegen kann, umso länger bin ich natürlich unterwegs. Mindestens dreimal wöchentlich wandere ich nun ein bis zwei Stunden zügig durch den Wald. Das macht mir große Freude und ist an sich phantastisch, aber ich merke, dass mir die Zeit knapp wird, denn mein Lernpensum ist auch nicht von Pappe.

Mir scheint, jetzt ist ein guter Zeitpunkt, mir einen Sport zu suchen, bei dem ich in kürzerer Zeit mehr Kalorien verbrenne. Aber was? Joggen traue ich mich nicht, weil ich vor einiger Zeit eine Meniskus-Operation hatte und man mir sagte, dieser Sport sei nun gerade nicht empfehlenswert für mich. Ich schwimme sehr gern, aber das ist nur im Sommer möglich, weil kein Hallenbad in der Nähe ist. Tanzen wäre schön, aber dafür bräuchte ich den richtigen Partner, mein Mann hat keine Lust, regelmäßig tanzen zu gehen. Mannschaftssportarten liegen mir eher nicht. Nicht weit entfernt gibt es ein Fitness-Studio, aber ich möchte meine noch reichlich vorhandenen Speckfalten nicht zwischen jungen Muskelpaketen herumtragen und zur Schau stellen. Vielleicht sehe ich mir das einmal näher an, nachdem ich noch etliche Kilos losgeworden bin. Fahrradfahren wäre eine Möglichkeit, das hat mir früher immer Spaß gemacht, aber leider ist es hier in unserer Gegend so bergig, dass das zurzeit noch viel zu anstrengend ist.

Aber warte mal, da fällt mir etwas ein: Im Keller steht doch noch das alte Fahrrad-Ergometer. Und wenn ich alt sage, dann meine ich auch alt. Richtig alt.

Ich schaffe im Keller so viel Platz, dass ich das Ergometer auseinandernehmen kann, ohne dass jeder sofort über die Einzelteile stolpert, hole den Werkzeugkasten aus der Garage und mache mich ans Werk. Ich baue die Verkleidung ab, untersuche alle Teile auf Funktionstüchtigkeit, stelle fest, dass ein neuer Antriebsriemen notwendig ist und die Batterie des Computers nichts mehr taugt, suche die Kontaktdaten des Kundendienstes aus der Anleitung (nachdem ich diese zwischen einem ganzen Stapel alter Gebrauchsanweisungen diverser Geräte endlich gefunden habe) und bestelle die Ersatzteile, die, oh Wunder, tatsächlich innerhalb weniger Tage per Post geliefert werden. Nachdem ich das Ergometer wieder flott und sauber habe und alles auf meine Körpergröße eingestellt ist, hilft mein Mann mir, es nach oben in die Wohnung zu tragen. Toll! Endlich kann es richtig losgehen. Jetzt geht es dem Speck an den Kragen. Ich freue mich diebisch. Mein Plan: Täglich eine halbe Stunde Ergometer fahren, zunächst gemütlich, später schneller, ganz meiner momentanen Kondition entsprechend.

Ich ziehe Sportleggins, T-Shirt und Turnschuhe an, lege mir ein Frottee-Handtuch über die Schultern und deponiere eine Flasche Mineralwasser in Reichweite des Ergometers. Die Uhr des Computers stelle ich auf dreißig Minuten und wähle zum Einstieg vorsichtshalber einen sehr geringen Widerstand. Dann schwinge ich mich in den Sattel und lege los. Erst einmal ganz gemütlich. Es fährt sich wirklich leicht in diesem Gang. Vielleicht könnte ich den Widerstand doch etwas größer wählen? Nein, ich bleibe vorerst dabei. Dafür trete ich nun etwas schneller.

Bereits nach zwei Minuten merke ich, dass es ganz schön in den Beinen zieht und mich anstrengt. Ich trete wieder langsamer. Mein Po fängt an zu schmerzen, der Atem geht immer schneller, ich brauche unbedingt einen Schluck Wasser. Ein Blick auf den Computer sagt mir, dass erst drei Minuten seit Start vergangen sind. Na komm schon, das ist doch lächerlich! Bevor nicht mindestens fünf Minuten um sind, gibt es nichts zu trinken. Das wäre ja gelacht!

Als ich nach Ablauf der (gefühlt ewig währenden) fünf Minuten vom Ergometer aus nach der Flasche greife, falle ich fast vom Rad. Also gut, dann steige ich eben ab und trinke im Stehen.

Mir ist heiß, ich bekomme kaum noch Luft und als ich vom Rad herabgleite, merke ich, dass meine Beine zittern, als würden sie mir jeden Augenblick den Dienst versagen. Wo gibt's denn sowas? Mit zitternden, schweißnassen Händen schraube ich die Wasserflasche auf und trinke hastig. Im Nu ist die Flasche bis zur Hälfte geleert. Mir war direkt ein wenig schwindelig, jetzt wird es langsam besser, aber ich fühle, dass mein Hinterteil ziemlich schmerzt. Von den fünf Minuten? Das darf doch nicht wahr sein!

Nach fünfminütiger Pause erklimme ich frisch gestärkt erneut das Ergometer und beginne, langsam wieder in die Pedale zu treten. Von wegen Widerstand erhöhen, heute sicher nicht! Mein neues Tagesziel ist nun schlicht, die halbe Stunde zu überstehen.

Das Drücken am Hintern wird immer unerträglicher, der Schweiß läuft mir in Strömen über Gesicht und Hals, andauernd muss ich mein Handtuch benutzen. Nach weiteren sieben Minuten gebe ich mich fürs erste geschlagen, ich kann nicht mehr, beim besten Willen nicht. Mein Kreislauf macht nicht mehr mit, meine Kondition reicht noch nicht aus und mein Po tut mittlerweile elendig weh. Ich muss mir dringend eine gut gepolsterte Radlerhose besorgen.

Es dauert eine ganze Woche, bis ich zum ersten Mal eine halbe Stunde auf dem Ergometer schaffe, und das nicht am Stück, sondern nur mit einer kurzen Pause nach der Hälfte der Zeit. Immerhin ein merklicher Fortschritt im Vergleich zum ersten Versuch. Mein Hintern ist zwar immer noch nicht ganz schmerzfrei, aber auch das wird langsam besser. Ich gebe zu, dass ich manchmal fast soweit war, das Ergometer wieder in den Keller zu verbannen, aber letztendlich erfüllt es mich doch mit Freude und Genugtuung, durchgehalten zu haben.

Die Belohnung stellt sich von selber ein: In dieser Woche verliere ich ganze zwei Kilogramm Gewicht und einen Zentimeter Bauchumfang, die Kondition nimmt spürbar zu und ich fühle mich insgesamt wesentlich leistungsfähiger und wohler. Das alles hilft enorm, die Motivation nicht zu verlieren, aber an so manchem Tag meldet er sich dann doch ganz laut zu Wort, der innere Schweinehund, und will mir einreden, jetzt hätte ich mir doch mal ein paar Tage Ruhe und eine schöne Tafel Schokolade verdient. Gar nicht so einfach, ihm das Maul zu stopfen, aber von Mal zu Mal gelingt es mir besser. Außerdem habe ich als Gegengewicht gegen dieses dumme Genörgel meinen *Erfolgsplaner*.

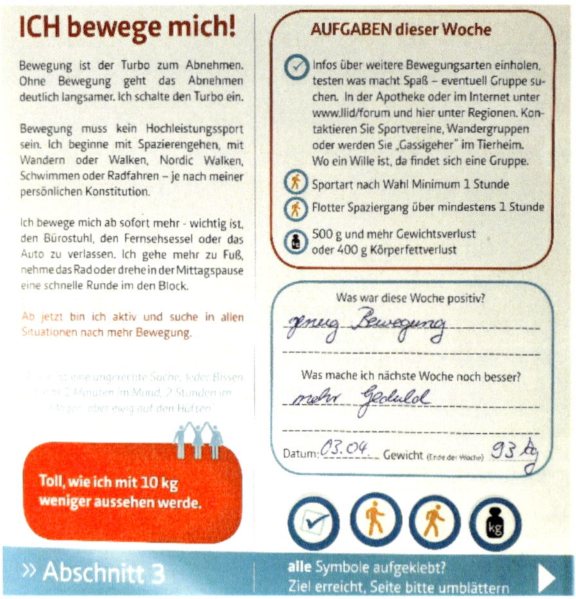
ICH bewege mich!

Bewegung ist der Turbo zum Abnehmen. Ohne Bewegung geht das Abnehmen deutlich langsamer. Ich schalte den Turbo ein.

Bewegung muss kein Hochleistungssport sein. Ich beginne mit Spazierengehen, mit Wandern oder Walken, Nordic Walken, Schwimmen oder Radfahren – je nach meiner persönlichen Konstitution.

Ich bewege mich ab sofort mehr - wichtig ist, den Bürostuhl, den Fernsehsessel oder das Auto zu verlassen. Ich gehe mehr zu Fuß, nehme das Rad oder drehe in der Mittagspause eine schnelle Runde im den Block.

Ab jetzt bin ich aktiv und suche in allen Situationen nach mehr Bewegung.

Toll, wie ich mit 10 kg weniger aussehen werde.

AUFGABEN dieser Woche

- Infos über weitere Bewegungsarten einholen, testen was macht Spaß – eventuell Gruppe suchen. In der Apotheke oder im Internet unter www.llid/forum und hier unter Regionen. Kontaktieren Sie Sportvereine, Wandergruppen oder werden Sie „Gassigeher" im Tierheim. Wo ein Wille ist, da findet sich eine Gruppe.
- Sportart nach Wahl Minimum 1 Stunde
- Flotter Spaziergang über mindestens 1 Stunde
- 500 g und mehr Gewichtsverlust oder 400 g Körperfettverlust

Was war diese Woche positiv?

genug Bewegung

Was mache ich nächste Woche noch besser?

mehr Geduld

Datum: 03.04 Gewicht (Ende der Woche) 93 kg

» Abschnitt 3

alle Symbole aufgeklebt? Ziel erreicht, Seite bitte umblättern

Auf der letzten Seite kann man sich kleine runde Aufkleber von einer Folie abziehen und auf dem aktuellen Blatt an der dafür vorgesehenen Stelle einkleben. Pro Woche braucht es zwei Bewegungspunkte, einen Abnahmepunkt und einen Wissenspunkt, um das Wochenziel im *Erfolgsplaner* zu erreichen (siehe Abbildung Seite 64). Das ist eine wertvolle Hilfe für mich, wenn meine Motivation wirklich einmal zu schwächeln droht. Schließlich möchte ich am Ende der Woche umblättern können, um ohne Aufenthalt neuen Ufern entgegen zu streben.

Derart motiviert, übertreffe ich das Wochenziel von zwei Stunden Bewegung bald deutlich. An allen Wochentagen steht eine halbe Stunde Ergometer auf dem Programm, meist um dieselbe Zeit, um es mir leichter zur Gewohnheit zu machen. Zusätzlich gönne ich mir, je nach Wetterlage, mittwochs und samstags eine ausgiebige Walkingrunde durch den Wald, Sonntag ist „Ruhetag“, da kommt höchstens ein gemütlicher Spaziergang zum Entspannen in Frage.

Manchmal erinnere ich mich daran, wie ich noch vor wenigen Wochen Mühe hatte, mich aufzuraffen, zweimal am Tag in den Keller zu laufen, und wie ich, oben wieder angekommen, um Luft ringen musste. Himmel, bin ich froh, dass diese armseligen Zeiten vorbei sind.

Als Nächstes stelle ich mir ein paar Gymnastikübungen für Arme, Beine, Bauch, Po und Rücken zusammen, mit deren Hilfe ich regelmäßig mehr Muskulatur aufbauen, die Beweglichkeit verbessern und die Hautstraffung unterstützen möchte.

Mir das anzugewöhnen, ist dank der Verknüpfungsmethode ganz einfach: Immer, wenn ich auf dem Ergometer fertig bin, mache ich meine Gymnastikübungen …

Wehe, wenn ich sauer werde

Je mehr ich mich bewege, umso mehr Spaß macht es und umso mehr Appetit habe ich auf gesunde und eiweißreiche Kost, vor allem auf Quark, Fisch, Gemüse und Rohkost und ab und zu auch mal auf ein Stück mageres Fleisch.

Seit Ewigkeiten hat mich keine Heißhungerattacke mehr geplagt, ich esse ganz selten mal ein kleines Stück Schokolade und vermisse absolut nichts. Auch der Alkohol fehlt mir nicht im mindesten, ganz im Gegenteil: Ich weiß gar nicht mehr, was ich früher daran gefunden habe. Es gibt so viele Möglichkeiten, sich zu entspannen und „runterzukommen", die Spaß machen, prima funktionieren und bei weitem nicht so ungesund sind.

Inzwischen habe ich schon ganz viele tolle Gerichte aus meinem *Leichter Leben in Deutschland, Koch- und Begleitbuch Band 6* kennen und lieben gelernt. Meine Lieblingsgerichte gehen inzwischen so flott von der Hand wie früher die alten Familienrezepte, und auch der Einkauf ist jetzt Routine und ist ruckzuck erledigt.

Es geht mir rundherum gut, ich bin ausgeglichen und voller Elan. Meine Speckfalten stören mich zurzeit kaum noch, denn ich bin mir ganz sicher, dass es nur eine Frage der Zeit ist, bis sie verschwunden sein werden.

Und doch gibt es Situationen, die meine Geduld stark auf die Probe stellen. Dass der Umbau des Körpers kein linearer Prozess ist, weiß ich. Es ist nicht tragisch, wenn ich nicht jeden Tag abnehme oder an Umfang verliere. Wenn ich mich aber genau an meinen Ernährungsplan halte, mich fleißig bewege, und doch scheint die Waage über mehrere

Tage geradezu eingefroren zu sein oder geht gar in die falsche Richtung, dann ist mir zwar vom Kopf her klar, dass das ganz normal ist und ausgesessen werden muss, aber emotional ist es wirklich schwer zu ertragen. Dabei gibt es viele Ursachen: Wassereinlagerungen, bedingt durch die Menstruation oder durch erhöhte Kohlenhydrat-Aufnahme, kurzzeitige Verstopfung und anderes mehr. Was oft der Fall ist, ohne dass man es auf dem Zettel hat, ist eine schlichte Übersäuerung, die den weiteren Erfolg verhindert. Sie kann durch Säure bildende Lebensmittel wie zum Beispiel Kaffee und Fleisch hervorgerufen werden, durch Flüssigkeitsmangel oder auch durch vermehrte Bildung von Keto-Säuren infolge von Fettabbau und körperlicher Anstrengung.

Theoretisch sollte ich durch die Anleitung auf diese Situation vorbereitet sein und doch bin ich überrascht, als ich zum ersten Mal so richtig sauer werde.

Nachdem ich buchstäblich feststecke, dauert es fünf Tage, bis ich mich daran erinnere, dass in der Anleitung doch irgendetwas über Stillstand beim Abnehmen steht. Als ich nachlese, bin ich mir sicher, dass eine Übersäuerung vorliegt, besorge mir in der Apotheke ein Säure-Basen-Pulver, das ich während der nächsten zwei Wochen täglich einnehmen werde, und stöbere im Kochbuch das Kapitel *Entsäuerungsrezepte* durch. Hier lese ich am Anfang des Kapitels, es wäre empfehlenswert gewesen, direkt mit der Zündung eine gründliche Entsäuerung mit Säure-Basen-Pulver vorzunehmen und es sei angeraten, während der gesamten Abnehm-Phase alle zwei Wochen einen Entsäuerungstag einzulegen, an dem man auf die Entsäuerungsrezepte im Kochbuch zurückgreifen kann. Das hatte ich wohl überlesen. Jetzt weiß ich, was zu tun ist, und wähle in meinem Kochbuch ein Frühstück, ein Mittagessen und ein Abendessen zum Entsäuern aus. Zum Frühstück gibt es

Bulgur Müsli mit Beerenobst

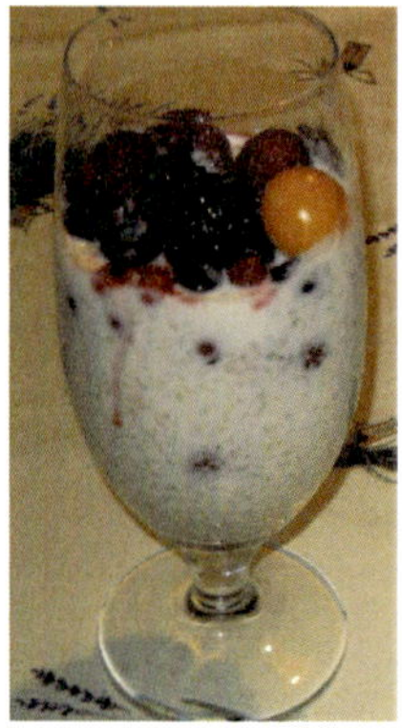

Zutaten für 1 Portion:

40 g	Instant Bulgur
150 ml	Wasser
1 TL	Zitronensaft
100 g	Naturjoghurt (1,5 %)
1 EL	Honig
1 EL	Sahne
100 g	Beeren nach Vorrat

Das Wasser zum Kochen bringen, den Bulgur einrühren, aufkochen und dann 5 Minuten ausquellen lassen. Währenddessen Heidel- Brom- und Himbeeren waschen und gut abtropfen lassen. Den fertigen Bulgur in einen Teller füllen, Zitronensaft, Honig, Naturjoghurt und Sahne unterrühren und die Beeren darüber geben.

Am Mittag bereite ich eine **Kartoffel-Kresse-Suppe** zu.

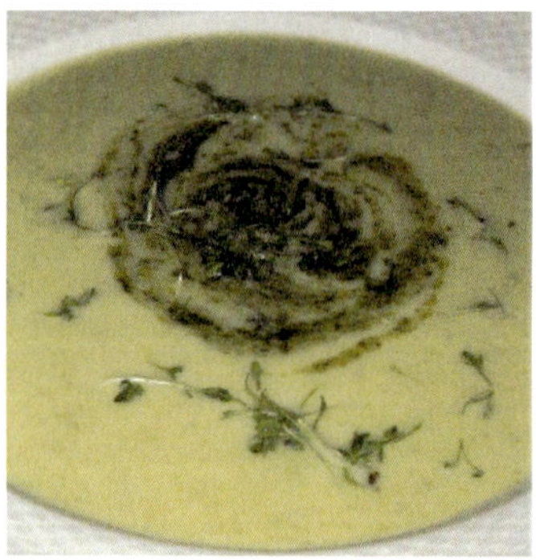

Zutaten für 1 Portion:

150 g	Kartoffeln
50 g	Knollensellerie
50 g	Lauch
1 TL	Rapsöl zum Braten
200 ml	*LLiD* Würzer
2 EL	Weißwein
1 TL	heller Balsamicoessig, Salz, Pfeffer, Muskat, Majoran
1 EL	saure Sahne 10 %

$\frac{1}{2}$ Beet Kresse, $\frac{1}{2}$ TL Basilikum-Pesto

Kartoffeln, Sellerie und Lauch waschen, putzen, schälen und in kleine Stücke schneiden. Kresse klein schneiden.

Das Öl erhitzen und das Gemüse darin anrösten, mit der Gemüsebrühe und dem Wein ablöschen und etwa 15 Minuten bei milder Hitze kochen lassen.
Mit Salz und den restlichen Gewürzen kräftig abschmecken, die Suppe pürieren, vom Herd nehmen und die saure Sahne sowie die Hälfte der Kresse unterziehen.
Die Suppe in einen Teller füllen, das Pesto in die Mitte setzen und mit einer Gabel etwas unterziehen, mit der restlichen Kresse bestreuen.

Zum Abendessen wähle ich ein Rezept mit Brokkoli, eines meiner Lieblingsgemüse.

Lauwarmer Brokkoli-Salat mit Mandelblättchen

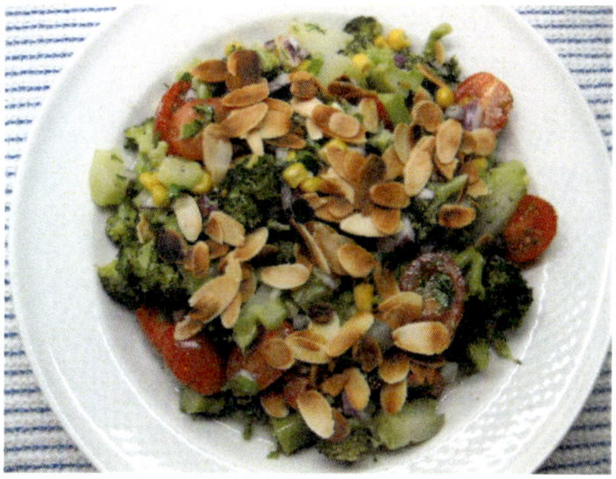

Zutaten für 1 Portion:

250 g	Brokkoli
150 ml	*LLiD* Würzer Brühe
1 EL	Mandelblättchen
$\frac{1}{2}$	Zwiebel
100 g	Datteltomaten
50 g	Maiskörner (Dose)
2 EL	Essig
	Salz, Pfeffer
1 EL.	Olivenöl
3 EL	gehackter Rucola

Den Brokkoli putzen, waschen, in Röschen teilen, den Strunk schälen und in kleine Stücke schneiden. In der Brühe bissfest kochen, abgießen, etwas von der Brühe dabei auffangen, Brokkoli mit kaltem Wasser abschrecken und abtropfen lassen.
Die Mandelblättchen in einer Pfanne ohne Fett hellbraun anrösten und zur Seite stellen.
Zwiebel in Würfel schneiden, Tomaten halbieren und mit dem Mais zum Brokkoli geben. 2-3 EL Brühe, Gewürze, Essig und Öl zugeben, gut abschmecken, Rucola unterheben, mit Mandelblättchen bestreuen.

Was soll ich sagen? Nach wenigen Tagen ist das Malheur behoben und das Gewicht wird wieder weniger.

Auswärts ist alles ganz anders

Anfang Mai. Eine Freundin aus der Nachbarschaft lädt mich zur Geburtstagsfeier ein. Die erste Einladung seit Beginn meiner Ernährungsumstellung. Auch im Restaurant war ich seither noch nicht, habe lieber mein Essen zu Hause zubereitet, um sicher zu gehen, dass alles so passt, wie ich es momentan haben möchte. Wahrscheinlich wird die Feier eine große Herausforderung. Man weiß ja, wie das immer läuft: Üppiges Essen, Nachtisch und Kuchen, Knabberkram, Süßigkeiten, Alkohol …

Auf keinen Fall möchte ich die Spaßbremse sein, aber den Bauch will ich mir auch nicht vollschlagen und gegen alle für mich im Moment gültigen Prinzipien verstoßen.

In meinem Koch- und Begleitbuch wird für solche Fälle das „wenn schon, denn schon-Prinzip“ vorgeschlagen:
Ohne Reue die Feier genießen, sich von allem etwas gönnen, was einen gerade anlacht. Kein schlechtes Gewissen dabei haben, sich einfach am geselligen Beisammensein mit gutem Essen und Trinken erfreuen. Einzige Bedingung: Am nächsten Tag geht es sofort zurück in die Spur! Um die Waage wird ein bis zwei Tage ein großer Bogen gemacht und auch das Maßband wird nicht bemüht. Nach drei Tagen sollte bezüglich der Figur alles wieder ausgebügelt sein, nur die schönen Erinnerungen an die Feier werden bleiben.

Es gibt Fleisch und Würstchen vom Grill, Nudel- und Kartoffelsalat, Rohkostsalate, Brötchen und natürlich all das andere Drumherum, wie vermutet.

Ich entscheide mich für mageres Fleisch und Rohkostsalat. Nicht nur der Nährstoffe wegen, sondern weil ich beides sehr gern mag. Dann gönne ich mir noch eine kleine Portion Nudelsalat. Der ist mit Mayonnaise angemacht, da könnte ich mich reinsetzen. Wie gesagt: wenn schon, denn schon …, heute ist alles erlaubt. Später am Abend trinke ich zwei Gläschen Wein und greife auch bei den Süßigkeiten und den Chips ein wenig zu.

Die Geburtstagsfeier ist wirklich sehr schön, schon der netten Gespräche wegen. Leider muss ich mich recht früh verabschieden, denn am nächsten Morgen um kurz nach fünf fährt mein Zug nach Hamburg, die Abiturprüfungen stehen an.

Vor den eigentlichen Prüfungen findet ein einwöchiges Vorbereitungsseminar statt. Ich war schon früher zu Präsenzseminaren in Hamburg im gleichen Gebäude. Im Erdgeschoss gab es immer ein Catering. Nicht ganz billig, aber leckere frische Ware, auch viel Rohkost, ganz nach meinem Geschmack. Dieses Mal habe ich leider Pech. Das Catering gibt es nicht mehr, es hat sich wohl nicht gerechnet. Und nun?

Die Pausen sind zu kurz, um in der Nähe einzukaufen, denn ich kenne mich nicht aus in der Gegend. Ich muss also durchhalten bis zum Abend. So war das „zurück in die Spur“ eigentlich nicht gemeint. Ein harter Tag!

Für die Dauer von Seminar und Prüfungen wohne ich bei einer Freundin in Kiel und werde dort auch verköstigt. Als ich am ersten Abend hungrig wie ein Wolf bei ihr ankomme, plündere ich erst einmal den Kühlschrank: Brot, Käse, Paprika, Tomate, Karotte, Apfel. Gottseidank! Jetzt ist mir wieder wohler. Ich erzähle ihr, dass ich ein wenig penibel bin, was das Essen angeht, weil ich vor zwei Monaten meine Ernährung umgestellt habe. Sie meint, ich solle nur sagen, was ich gern esse und was nicht, das sei kein Problem. Das klingt gut!

Für unterwegs mache ich mir immer eine große Dose mit Vollkornbrot, Rohkost, Obst und Naturjoghurt zurecht, bei meiner Freundin zu Hause wird mit viel Gemüse gekocht, das ist prima.

Bewegung habe ich leider nur wenig. Von Kiel geht es mit dem Zug nach Hamburg, mit dem Bus nach Rahlstedt, kurzer Fußweg zum Seminar und wieder zurück.

Anschließend zwei Prüfungswochen, dann ist es geschafft. Jetzt habe ich die allgemeine Hochschulreife und trete erleichtert und glücklich die Bahnreise gen Heimat an.

Zu Hause angekommen, wird erst einmal mein Erfolg gefeiert. Ich beschließe, mit meinem Mann in einem guten Restaurant essen zu gehen, das erste Mal seit drei Monaten.

Die Karte brauche ich gar nicht, denn ich weiß schon ganz genau, was ich essen möchte: ein leckeres Rumpsteak vom Angusrind. Ohne Pommes, dafür mit viel Salat. Dazu eine Flasche Wasser. Ein herrlicher Genuss! Und ganz ohne jede Reue.

Wir haben Juni, im Haus sind noch die letzten Renovierungsarbeiten im Gange, im Oktober fängt das Wintersemester an. Nach all den Aufregungen und Anstrengungen möchte ich so gerne einmal Urlaub machen, bevor mein Studium beginnt.

Anfang August ist die Renovierung gottlob beendet und wir fahren mit dem Auto nach Frankreich. Dort werde ich Gelegenheit haben, meine Sprachkenntnisse anzuwenden und zu vertiefen. Die französische Kultur finden wir beide interessant und wer kennt nicht den Ausspruch „essen wie Gott in Frankreich". Meinem Mann läuft bei diesem Gedanken bereits das Wasser im Munde zusammen, mir im Prinzip auch, aber es wird mir zugleich leicht mulmig dabei. Was weiß ich denn von der französischen Esskultur? Mir fällt sofort Baguette ein, ich denke an Croissants, Käse und Wein. Alles nicht oder nur in geringen Mengen mit meiner neuen Ernährung kompatibel. Andererseits kann es doch so schlimm gar nicht sein, denn sonst gäbe es viel mehr übergewichtige Franzosen. Ich war beruflich schon ein paar Mal kurz in Frankreich, das wäre mir aufgefallen. Also Mut zum Wagnis, ich werde diesen dreiwöchigen Urlaub in vollen Zügen genießen, auch das Essen. Zeit zum Ausbügeln ist hinterher zu Hause.

Wir fahren über Kehl am Rhein ins Elsass. Dort gibt es unglaublich hübsche, kleine Städtchen mit putzigen Fachwerkhäusern und viel Blumenschmuck. Es mutet an wie aus längst vergangenen Zeiten.

Wir essen in Butter gebratene Weinbergschnecken mit viel Knoblauch und andere Spezialitäten und trinken Wein dazu. Lecker! Nach jedem Essen steht ein ausgiebiger Spaziergang auf dem Programm, das tut gut. Sowohl der Gesundheit als auch meinem Gewissen. Je mehr ich mich bewege, umso weniger Sorgen muss ich mir machen, bis zum Ende der Reise aus allen Nähten zu platzen.

Vom Elsass aus geht es weiter südwärts, durch Lothringen, über die Franche-Comté, Haute Savoie, Rhône-Alpes und Provence bis an die Côte d'Azur. Immer an den Alpen entlang. Ein paar Mal übernachten wir im Hotel, meist aber in *chambres d'hôte*, Zimmern mit Frühstück.

Das süße französische Frühstück passt mir ganz und gar nicht in den Kram. Ich bin froh, dass ich nicht mehr so viel Verlangen nach Süßem habe und möchte mir das nicht mit Croissant und Konfitüre kaputt machen. Also frage ich nach, ob es vielleicht anderes Brot und etwas Herzhaftes gibt oder Müsli. Beim Brot ist nichts zu machen. Die harmloseste Variante ist ein etwas dunkleres Baguette, das wohl ein wenig Roggenmehl enthält, es gibt kein Vollkornbrot, anscheinend in ganz Frankreich nicht. Da muss ich wohl durch. Immerhin bekomme ich auf Nachfrage Käse und Schinken anstatt Konfitüre und Nussnougatcreme. Das ist doch schon ein guter Kompromiss. Müsli, wie ich es von zu Hause kenne, gibt es nicht, alles ist schon fertig gemischt und gezuckert. Darauf verzichte ich lieber. Obst und Naturjoghurt wird morgens immer gereicht, da greife ich gern zu.

Dass ich französisch spreche, vereinfacht es, mit den Einheimischen in Kontakt zu kommen. Sie geben gern Tipps, was man sich in der Gegend auf jeden Fall ansehen sollte und wo man am besten speist.

Kurz und gut: Auf unserem Weg durch dieses wunderschöne Land sehen und erfahren wir viele interessante Dinge und probieren sämtliche angebotenen Spezialitäten von Schnecken über Froschschenkel und Krebs bis Hummer, nicht zu vergessen die vielen super leckeren Käsesorten. Wir lassen uns den französischen Wein schmecken und zum Hummer erlauben wir uns sogar echten Champagner. Göttlich! Lediglich von Süßem halte ich mich fern, ich muss nicht alles haben.

Allein das Prozedere des Essens in Frankreich ist schon so ganz nach meinem Geschmack. Mindestens drei, oft sogar vier oder fünf Gänge, jedes Mal ein kleines erlesenes Häppchen und viel Zeit zum Erzählen und Sackenlassen zwischen den einzelnen Gängen. Zum Dessert kann man immer zwischen süß und herzhaft wählen, meist zwischen Kuchen und Käse. Das kommt mir sehr entgegen, natürlich nehme ich den Käse. Am Ende des Mahls bin ich immer rundherum zufrieden und dabei lange nicht so abgefüllt, wie ich es vom Essen in deutschen Restaurants kenne. Die französische Esskultur sagt mir hundertprozentig zu, der reine Genuss.

Innerlich stelle ich mich bereits auf eine kräftige Zunahme ein und versuche, die Folgen der lukullischen Genüsse so gering wie möglich zu halten, indem ich sehr darauf achte, dass wir uns jeden Tag ausgiebig bewegen. Wir gehen schwimmen im Lac de Bourget. Wir wandern im Jura und in den Savoyen, oft stundenlang und auf anspruchsvollen Wegen. Außerdem machen wir es uns zur Regel, höchstens einmal am Tag ein ausgiebiges Mehr-Gänge-Menü zu genießen, das ist besser für die Figur und schont obendrein den Geldbeutel. Das Essen in Frankreich ist zwar köstlich, aber im Vergleich zu Deutschland wirklich sehr teuer.

Morgens frühstücken wir im *chambre d'hôte*, mein Gatte Croissant mit Konfitüre, ich Baguette mit Käse, beide genießen wir Café au Lait dazu. Unterwegs kaufen wir jeden Tag etwas Baguette, Käse, Schinken, Tomaten und Obst ein. Davon essen wir tagsüber, wenn für den Abend ein Menü geplant ist, andernfalls ist das unser Abendbrot.

An manchen Tagen lassen wir entweder Mittag- oder Abendessen komplett ausfallen oder essen jeder nur eine große, aromatische Tomate, was auch ganz leicht fällt vor lauter Vorfreude auf das nächste interessante Menü. Keiner von uns beiden hat dabei jemals das Gefühl, auf etwas verzichten zu müssen, ganz im Gegenteil: Es tut gut, regelmäßig einen gewissen Hunger zu verspüren, anstatt sich ständig satt zu fühlen.

Nach drei Wochen „essen wie Gott in Frankreich" kommen wir mit vielen neuen Eindrücken glücklich und ausgesprochen gut erholt wieder zu Hause an.

Nun bin ich natürlich sehr gespannt, was die Waage sagt. Meine Jeans scheint zwar immer noch so gut zu sitzen wie vor dem Urlaub, aber jetzt will ich es ganz genau wissen.

Die Waage zeigt 76,5 *kg*, eins Komma drei Kilogramm mehr als vor dem Urlaub, das ist nicht viel, ich war auf eine Zunahme von mindestens drei Kilogramm gefasst. Das Maßband zeigt dieselben Werte wie vorher. Sagenhaft! Damit hätte ich nie gerechnet. Da habe ich offenbar unterwegs die richtigen Ausgleichsmaßnahmen gewählt.

Seit dem Beginn meiner Ernährungsumstellung sind nun sechs Monate vergangen. Zeit für eine Zwischenbilanz:

Aktuelles Gewicht:	76,5 *kg*	(25,8 *kg* weniger)
Aktueller Bauchumfang:	95 *cm*	(22 *cm* weniger)
Fettanteil:	16,8 kg	(18,5 *kg* weniger)
Puls:	59	(28 weniger)

Ich finde, das kann sich sehen lassen! Ganz besonders beeindruckt bin ich davon, wie gut es gelungen ist, mit viel Bewegung meinen Ruhepuls zu senken, und das, obwohl ich immer noch rauche. Zwar konnte ich auch hier schon reduzieren, aber den endgültigen Absprung habe ich immer noch nicht geschafft.

Oktober 2011. Das Studium beginnt. Mathematik und Physik für das Lehramt an Gymnasien.

Der Zug fährt jeden Morgen um 6:19 Uhr, da bleibt nicht viel Zeit für lange Vorbereitungen. Ich werde abends immer meine Brot- und Gemüsedose für den nächsten Tag packen und in den Kühlschrank stellen. Hoffentlich gibt es in der Mensa eine Kleinigkeit nach meinem Geschmack, denn die Tage werden lang sein, der Inhalt meiner Dose reicht da sicher nicht.

Ich habe Glück: In der Mensa gibt es ein abwechslungsreiches Salatbuffet. Man stellt sich die Salate in einer Salatschale selbst zusammen, an der Kasse wird nach Gewicht bezahlt. Ist die Schale gut gefüllt, kostet das 2,50 €, ein fairer Preis. Es gibt Tomaten-, Bohnen-, Karotten-, Gurken- und manchmal sogar Schwarzwurzelsalat, außerdem Kartoffel-, Nudel- und Reissalat, eine wirklich reiche Auswahl. Ich denke, mit diesem Essen komme ich gut zurecht.

Nach einiger Zeit nehme ich merklich zu, obwohl meine Hauptmahlzeit aus Salaten besteht. Wahrscheinlich kommt das vom Dressing, es ist doch ziemlich viel Öl, Sahne oder manchmal sogar Mayonnaise an den Gemüsesalaten.

Das Studium ist extrem anstrengend. Immer öfter gibt es zu Hause statt gesunder Kost nun Bratkartoffeln und Bratwurst oder ähnliches, weil mir die Zeit zum Kochen und ganz allgemein zur Essensvorbereitung fehlt.

In letzter Zeit mangelt es mir oft an Schlaf, häufig lerne ich bis weit nach Mitternacht, weil mein Lernpensum nicht anders zu bewältigen ist.

Neuerdings leide ich wieder unter Heißhunger und Fressattacken. Das gefällt mir alles gar nicht.

Zurück zum Start

Es dauert etwa vier Wochen, bis es mir richtig schlecht geht. Ständig fühle ich mich erschöpft und übermüdet, der Hosenbund kneift, mein Kreislauf schwächelt. Ich kann mich gar nicht erinnern, wann ich das letzte Mal auf dem Ergometer war. Zum Wandern bin ich in den letzten Wochen auch nicht gekommen. In jeder freien Minute lerne ich und habe trotzdem das Gefühl, nicht so recht vorwärts zu kommen. Mir scheint, ich lebe nur noch am Limit. In jeder Beziehung. So kann das nicht weitergehen, das macht mich kaputt. Ich habe mich für viel zu viele Vorlesungen eingeschrieben, weiß gar nicht, wie ich das alles schaffen soll, ob ich alle Klausuren am Ende des Semesters bestehen werde. Aber aufgeben kommt nicht in Frage. Was ich begonnen habe, ziehe ich auch durch, mit wie viel Erfolg, wird sich noch herausstellen.

Ich kämpfe und leide bis zum Semesterende im Februar 2012. Von fünf Klausuren bestehe ich vier. Meine Nerven liegen blank, meine Ernährung ist schlecht, ich trinke wieder Alkohol und rauche nach wie vor, habe seit Semesterbeginn kaum noch Sport gemacht und fünf Kilo zugenommen. Ich bin unglücklich und wütend auf mich selbst.

Was bin ich doch für ein erbärmlicher Versager. Mit allen guten Gewohnheiten gebrochen und die schlechten wieder aufgenommen. Wie kann man nur so blöd sein?

Stopp!!! Moment mal: Wie rede ich denn mit mir? Würde ich so mit einem meiner Freunde reden? Was würde ich denn sagen, wenn das einem anderen Menschen passiert wäre und der sich so schlecht fühlen würde wie ich mich im Augenblick? Natürlich würde ich versuchen, jedem Mut zuzusprechen, nicht nur einem Freund, nein, jedem selbstverständlich! Nur mir offenbar nicht. Warum nicht? Bin ich mir das nicht wert? Bin ich nicht „gut Freund“ mit mir?

Das macht mich betroffen. Ich muss dringend darüber nachdenken, warum ich so mit mir umgehe. Gut möglich, dass diese innere, von mir bisher unbemerkte Haltung mir selbst gegenüber schon früher zu Problemen geführt hat, die ich nie verstehen konnte.

Warum habe ich denn als Teenager gehungert, warum trinke ich Alkohol, warum rauche ich, warum bürde ich mir immer wieder so viel Arbeit auf, dass sie beim besten Willen nicht zu bewältigen ist? Selbstbestrafung?

Selbstbestrafung! Das muss es sein. Offenbar habe ich die Haltung, die meine Eltern mir gegenüber früher zeigten, unbewusst übernommen und so gut verinnerlicht, dass ich mich im tiefsten Innern selbst für wertlos und ungenügend gehalten habe, ohne mir dessen je bewusst geworden zu sein. Ein fehlerhafter Mensch, den man antreiben, rügen und bestrafen muss.

Ich bin entsetzt. Diese Einsicht macht mir schwer zu schaffen, aber je länger ich darüber nachdenke, umso klarer wird mir, was wohl schon lange in mir vorgeht, und es ist gut, endlich zu verstehen. Jetzt weiß ich wenigstens, wo ich stehe und wo ich hin will. Daran darf ich jetzt arbeiten und genau damit fange ich sofort an.

Zunächst verbiete ich mir, mich innerlich zu beschimpfen. Ab sofort verlange ich von mir genau den gleichen Respekt mir gegenüber, den ich jedem anderen Menschen ganz selbstverständlich entgegenbringe. Als nächstes besinne ich mich darauf, was mir Freude bereitet, und lege eine Liste mit Dingen an, mit denen ich mich in Zukunft regelmäßig belohnen möchte. Einfach so, ohne besondere Leistung, ohne bestimmten Grund. Ganz simple Kleinigkeiten. Den Sonnenschein genießen, mich an Blumen erfreuen, spazieren gehen, ein Buch lesen, Tee trinken …

Mein zweites Semester plane ich akribisch. Während andere sich große Mühe geben, einen straffen Stundenplan zu erstellen, ringe ich darum, genug Freizeit und Raum für mich einzuplanen. Das ist gar nicht so einfach, denn meine innere Stimme reagiert immer noch extrem sauer auf jeden Versuch, mir selbst das Leben leichter und schöner zu machen. Trotz dieser unguten Gefühle setze ich mich dieses eine Mal über mein heimlich bohrendes schlechtes Gewissen hinweg und mir gegenüber durch. Die Erinnerung an das furchtbare letzte Semester ist dabei ausgesprochen hilfreich und auf meiner aktuellen Agenda stehen bald folgende Punkte, die ich regelmäßig wieder einführen möchte:
Mehr Schlaf und Erholung, Pausen, Bewegung an der frischen Luft, gesunde Ernährung, Sport, Belohnungen, Auszeiten.

Am Anfang tue ich mich ziemlich schwer, in dem Bewusstsein, wie viel Stoff in den nächsten Jahren noch zu bewältigen sein wird, sozusagen auf halber Kraft zu arbeiten und besser für mich selbst zu sorgen.

Ich rufe mir alle nützlichen Kenntnisse, Tricks und Kniffe ins Gedächtnis zurück, die man braucht, um erfolgreich gute Gewohnheiten zu etablieren, besinne mich nach und nach wieder darauf, wie ich 2011 in dieser Hinsicht schon so vieles geschafft habe, und komme ganz allmählich wieder in die Spur.

Der erste, für mich immer noch sehr wichtige Punkt, ist meine Ernährung. Ich lese die Anleitung erneut durch, starte mit zwei Zündertagen und bin schon bald mit Freude und Genuss wieder im Tritt.

Als nächstes setze ich feste Zeiten für sportliche Betätigung. Jeden Tag, wenn ich von der Uni komme, trinke ich kein Bier mehr, so wie ich es noch bis vor Kurzem zum Abschalten getan habe, sondern ich fahre eine halbe Stunde Ergometer. Jeden zweiten Tag mache ich nach dem Ergometer-Training eine viertel Stunde lang Gymnastik: Gleichgewichtsübungen, Liegestütz gegen die Zimmertür, Bauchmuskelübungen.

Bei gutem Wetter gehe ich nach dem Abendessen eine kleine Runde walken, die Wochenenden nutze ich für ausgedehnte Walkingrunden.

Ich achte darauf, möglichst zeitig schlafen zu gehen, während des Lernens Pausen einzulegen, mich jeden Tag mit einer Kleinigkeit zu belohnen, auch mal zwischendurch eine Auszeit zu nehmen, und wenn es nur fünf Minuten sind, in denen ich meditiere oder einfach gar nichts tue.

Es läuft gut. Bereits nach wenigen Tagen merke ich, wie es mir zusehends besser geht, körperlich und erst recht seelisch.

Aus Erfahrung weiß ich inzwischen, dass sportliche Betätigung meine Zufriedenheit und Ausgeglichenheit enorm beeinflusst. Dieser Effekt ist für mich noch viel wertvoller als das Gefühl, etwas für Figur und Gesundheit zu tun. Die während der körperlichen Anstrengung ausgeschütteten Endorphine wirken direkt im Belohnungssystem, machen gute Laune, bringen mich mental richtig in Schwung.

Durch Zufall höre ich einen Podcast, in dem es um den Zusammenhang zwischen Sport, körperlicher sowie mentaler Gesundheit und verlangsamter Alterung geht. Es gibt offensichtlich einige Hormone, die die körperliche und mentale Gesundheit fördern, gleichzeitig den Alterungsprozess hemmen sowie chronischen Erkrankungen vorbeugen können. Der Körper kann diese Hormone sogar selbst produzieren, aber nur durch gezieltes und regelmäßiges Muskeltraining. Das klingt wirklich gut.

Ich beschließe, nun mit moderatem Krafttraining zu beginnen. Erst einmal zu Hause, ins Studio mag ich immer noch nicht. Im Internet findet man viele Übungen, die die Muskulatur mit dem eigenen Körpergewicht trainieren, sogenannte Bodyweight-Übungen. Außerdem kann man Bizeps, Trizeps und die Schultermuskulatur prima mit zwei vollen Wasserflaschen fordern, die man wie Hanteln benutzt, und den Rücken mit zwei schweren Taschen, die man gleichmäßig vom Boden anhebt als wäre es eine Langhantel. Das geht zu Hause alles ganz wunderbar, man muss es eben nur machen.

Innerhalb weniger Wochen verliere ich meine überflüssigen Pfunde und mein Umfang schrumpft wieder auf Normalmaß. Nach anfänglichem Muskelkater wird meine Muskulatur immer kräftiger, Arme und Beine sehen schlank, aber muskulös aus und fühlen sich gut an. Mir scheint, ich komme meinem ganz zu Beginn gesetzten Ziel, eine schlanke und sportliche Figur zu bekommen, immer näher, und das, obwohl dieses Ziel momentan lustigerweise gar nicht mehr im Vordergrund steht.

Viel wichtiger ist es mir nun geworden, mein seelisches Gleichgewicht zu finden, mich mental gut zu fühlen. Dass mir der Sport dabei enorm hilft, ist inzwischen sonnenklar.

So langsam bekomme ich Lust, mir einmal das in der Nähe gelegene Fitness-Studio anzusehen. Ich vereinbare einen Termin mit der Trainerin. Sie zeigt mir das Studio, informiert mich über die geltenden Regeln und Konditionen sowie über die Gruppenkurse, an denen ich teilnehmen kann, wenn ich möchte, und ich mache unter ihrer Anleitung mein erstes Probetraining.

Dass mir das so viel Spaß macht, hätte ich nicht im Traum gedacht. Genial, genau mein Ding! Die angebotenen Kurse sind zwar bestimmt auch interessant und könnten Spaß machen, aber ich bin doch mehr der Einzelkämpfer und mag die Arbeit mit den Gewichten und an den Maschinen. Es gibt auch eine Sauna im Haus, deren unbegrenzte Benutzung ich gegen einen Aufpreis mitbuchen kann. Wie cool ist das denn?! Ich liebe es, in die Sauna zu gehen, vor allem die Aufgüsse finde ich immer richtig toll. Das gönne ich mir auf jeden Fall!

Und zack – schon ist eine neue Routine geboren: Montags und freitags gehe ich nun ins Studio. Zuerst zehn Minuten aufwärmen, dann eine Stunde Krafttraining, danach eine halbe Stunde Kardiotraining auf dem Rennrad oder auf dem Crosstrainer und anschließend Entspannung pur in der Sauna.

Ich kann mein Glück kaum fassen. Und das Beste an der Sache: Obwohl ich so viel Zeit für meine Gesundheit und mein Wohlbefinden einplane, leiste ich nicht weniger, sondern gefühlt eher mehr im Studium, denn ich bin plötzlich wieder viel aufnahmefähiger, begreife alles wesentlich schneller, kann einfach wieder besser denken.

Natürlich gibt es Tage, an denen ich dann doch aus Zeitgründen oder wichtiger Termine wegen das Training ausfallen lassen muss, aber dann hole ich es eben am darauffolgenden Tag nach, und zwar zuverlässig, das ist nicht verhandelbar!

Manchmal habe ich auch einfach keine Lust zum Trainieren, weil mir mein hinterlistiger Schweinehund einflüstert, wie schön es doch wäre, sich mit einer Tasse Tee in eine weiche Decke zu kuscheln und alle Fünfe einmal gerade sein zu lassen. Dann kostet es schon ab und zu Kraft, trotzdem die Sporttasche zu packen, mich ins Auto zu setzen und ins Studio zu fahren.

Nachdem ich mich ein paar Mal unmotiviert, regelrecht mehr rückwärts als vorwärts, aber dennoch erfolgreich, ins Studio gekämpft habe, wird es besser. Ich lerne, die Sache vom Ende her zu denken.

Jedes Mal, wenn es mich nicht zum Sport zieht, erinnere ich mich daran, wie wohl ich mich hinterher immer fühle. Nach jedem Training geht es mir körperlich und mental so gut, dass es wirklich nicht den geringsten Grund gibt, das Training ausfallen zu lassen, schon gar nicht wegen Lethargie oder Faulheit. Mein Körper hat sich an die Glückshormone gewöhnt, die er durch das Training regelmäßig bekommt, und will nicht mehr darauf verzichten. Recht hat er!

Leben im Flow

Verbote und rigide Vorgaben waren noch nie mein Ding. Wahrscheinlich ist das auch der Grund, warum ich nie für Diäten zu begeistern war. Das, was ich tue, muss einen Sinn haben und sich richtig anfühlen.

Sich nicht vollwertig zu ernähren und nach der Rückkehr zur „normalen" Kost ganz schnell wieder zuzunehmen, macht in meinen Augen keinen Sinn. Es fühlt sich weder richtig noch gut an. Meiner inneren Stimme zu folgen, scheint mir wesentlich besser.

Seit ich mich nicht mehr systematisch überlaste, sondern allmählich begreife, dass ich ein Recht darauf habe, auch einmal auszuruhen, etwas nur für mich zu tun, Spaß zu haben, ohne gleich ein schlechtes Gewissen zu bekommen, geht es mir gut. Langsam verinnerliche ich, dass ich nicht immer einhundert Prozent geben kann, ohne auch einmal an mich zu denken, mich wohlzufühlen und mich zu akzeptieren. Viel zu lange habe ich in dem Glauben gelebt, möglichst fehlerfrei funktionieren und alle Erwartungen erfüllen zu müssen. Und doch hatte ich nie das Gefühl, zu genügen, gut genug zu sein. Immer war ich von Selbstzweifeln zerfressen und habe mir ständig wegen Nichtigkeiten die schlimmsten Vorwürfe gemacht.

Das ist nun hoffentlich ein für alle Mal vorbei. Ich freue mich auf jedes Training, denn das ist Zeit, die ausschließlich mir gehört. Das Krafttraining macht mir Freude, ich merke, wie ich von Woche zu Woche leistungsfähiger werde, und das anschließende Kardiotraining ist fast wie

Meditation. Meine Kondition ist inzwischen schon viel besser geworden und mein Ruhepuls ist so niedrig wie nie zuvor, was auf eine Kräftigung des Herz-Kreislauf-Systems schließen lässt.

Seit ich mit meiner Trainerin ein interessantes Gespräch über den Zusammenhang zwischen Ernährung und Trainingsfortschritt geführt habe, achte ich noch mehr als bisher darauf, vollwertige Lebensmittel und vor allem genug Eiweiß zu essen und habe meine Zufuhr insgesamt aufgestockt, denn durch den Muskelzuwachs hat sich mein Grundumsatz erhöht und durch das regelmäßige Training mein Leistungsumsatz ebenfalls.

Ich nehme nun rund 2600 *kcal* zu mir. Bleibe ich mehrere Tage lang darunter, so nehme ich ganz schnell ab und das ist im Moment weder nötig noch gewollt.

Ich esse viel Vollkorn, am liebsten Haferflocken, und Rohkost, so wie ich es schon immer mochte, außerdem achte ich darauf, genügend wertvolle Fette in Form von Nüssen und guten Ölen zu mir zu nehmen. Harzer Roller, Magerquark, Hüttenkäse, Thunfisch und mageres Fleisch sorgen für ausreichend Eiweiß.

Wie Alkohol schmeckt, habe ich schon fast vergessen, nur das Rauchen ist mir leider immer noch geblieben.

Ich hoffe, dass in meinem Kopf eines Tages die Erkenntnis ankommt, dass ich mir mit den Zigaretten keinen Gefallen tue. Im Moment nehme ich sie offenbar noch als Genussmittel wahr und habe keine Lust, dagegen anzukämpfen. Das ist eine Baustelle für sich, die irgendwann ganz sicher meiner ungeteilten Aufmerksamkeit bedarf. Aber nicht jetzt.

Wer Muskeln aufbauen will, darf nicht abnehmen. Anfangs bin ich noch skeptisch als meine Trainerin sagt, es gäbe Schlimmeres als mehr zu essen und ich müsse auf ausreichend gutes Essen achten, sonst sei mein ganzes Training sozusagen für die Katz.

Wie sagte Goethe schon so treffend: Die Botschaft hör ich wohl, allein mir fehlt der Glaube …

So ähnlich ging es mir im ersten Moment auch; zugegeben: vielleicht auch noch im zweiten. Mein Leben lang wollte ich schlank werden, abnehmen, gut aussehen. Und jetzt soll ich mit Absicht an Gewicht zulegen? Ernsthaft? Ja, ernsthaft! Die Theorie kenne ich in- und auswendig. Ich weiß genau, dass ein muskulöser, definierter Körper nicht nur gesünder ist als ein abgehungerter, sondern auch viel besser aussieht und gut ist für mein seelisches Gleichgewicht. Ich weiß auch, dass ich den ersehnten sportlichen und muskulösen Körper nur mit der richtigen Ernährung bekommen kann und dass ich einen Kalorienüberschuss brauche, um Muskeln aufzubauen. Im Kopf ist das alles super angekommen, ordentlich sortiert und abgeheftet.

Und doch trifft mich fast der Schlag, als ich nach einer Woche im Kalorienüberschuss zwei Kilo mehr auf der Waage sehe. Dieses vermaledeite Ding! Bin ich schon wieder auf den Leim gegangen! Ich weiß doch ganz genau, dass die Waage nur Masse misst und nicht Zusammensetzung, und Muskeln sind nun einmal viel schwerer als Fett.

Was mich vor allem kränkt, ist die Erkenntnis, dass dieses seelenlose Gerät, das völlig wertfrei mittels physikalischer Zusammenhänge mein Körpergewicht misst, mich wider mein besseres Wissen derart erschrecken kann. Ich fühle mich ausgeliefert, an meine Jugendzeit erinnert.

Ich bin entsetzt. Es war mir wirklich bis zu diesem Augenblick nicht restlos klar, welche Macht die Waage über mich, mein Wohlbefinden und meine Selbstwahrnehmung immer noch hat. Ich dachte, das hätte ich schon lange durchschaut, darüber sei ich hinweg. Anscheinend nicht.

Da habe ich nun wohl die Wahl: Entweder ich lasse mich weiter von der Waage und meinen alten Verhaltensmustern terrorisieren oder ich darf mir überlegen, wie ich das grundlegend ändern kann.

Ich will das nicht mehr. Das muss zu ändern sein. Ich räume die Waage aus meinem Sichtfeld und beschließe, auch um die Waage im Fitness-Studio in nächster Zeit einen großen Bogen zu machen. Ich möchte endlich lernen, nur auf mein Körpergefühl zu hören. Warum sollte ich mich wiegen, wenn ich mich gut und schlank fühle? Ich werde mich regelmäßig mit dem Maßband messen. Bauch, Taille, Arme und Beine. Das soll genügen. Solange Bauch und Taille nicht an Umfang zulegen, die Beine gleich bleiben und die Oberarme etwas dicker werden, ist alles in Ordnung.

Nach etwa einem halben Jahr mit intensivem Training sowie gutem und reichlichem Essen sehe ich besser und schlanker aus als je zuvor. Das gefällt mir! Ich fühle mich rundherum wohl in meiner Haut und traue mich auch wieder auf die Waage: 78 Kilogramm. Na und? Mit fünf Kilo weniger habe ich früher schon einmal wesentlich dicker ausgesehen.

Mein Körper gefällt mir, ich sehe sportlich und durchtrainiert aus, habe eine schlanke Silhouette. Was will ich mehr? Alles richtig gemacht. Ziel erreicht.

Bewusst dran bleiben

Was tun, wenn das Ziel erreicht ist? Kurs beibehalten oder ändern? Glaubt man den Experten, so ist das Abnehmen relativ einfach, das Halten ungleich schwieriger.

Natürlich kommt es ganz darauf an, wie man vor dem Abnehmen gelebt hat, wie die Abnahme herbeigeführt wurde und wie das weitere Leben aussehen soll.

Was die klassischen Diäten angeht, gebe ich den Experten teilweise Recht. Teilweise, weil ich nicht daran glaube, dass es einfach ist, mit einer Diät abzunehmen. Zumindest kann ich es mir nur schwer vorstellen, mich über einige Wochen oder gar Monate hinweg einseitig und unausgewogen zu ernähren, womöglich noch von Lebensmitteln, die mir nicht wirklich schmecken. Für mich wäre das alles andere als einfach. Ab und zu habe ich ja beim Arzt oder beim Friseur schon der Neugierde halber gelesen, welche Diäten in den Illustrierten vorgestellt werden und war nicht begeistert.

Dass das Halten des Gewichts nach einer Diät schwer, wenn nicht unmöglich ist, das glaube ich sofort. Ist doch ganz logisch, dass man schnell wieder zunimmt, wenn die Energiebilanz von Defizit auf Überschuss wechselt, weil die alten Essgewohnheiten wieder aufgenommen werden. Und da offenbar die meisten Diäten durch starkes Kaloriendefizit dem Körper signalisieren, dass eine Hungersnot ausgebrochen ist, hat der natürlich nichts Eiligeres zu tun, als den nach der Diät wieder herrschenden Überschuss in Form von Fettpolstern als Reserve für die nächste Hungersnot einzulagern. Steinzeitprogramm und Jo-Jo-Effekt lassen grüßen.

Ähnliche Probleme kenne ich von meinen früheren FdH-Einsätzen. Es hat viel Beherrschung gekostet, nur die halbe Menge zu mir zu nehmen. Je besser das Essen schmeckte, umso schwerer war es. Dass das Gewicht schnell zunimmt, wenn man wieder die gewohnten Mengen isst, verwundert nicht.

Bei der Ernährungsumstellung habe ich nun ganz andere Erfahrungen gemacht. Der springende Punkt für die erfolgreiche Umstellung ist die eigene Einstellung. Es muss mir ernst damit sein, etwas zu ändern. Es ist schlicht unsinnig, die Ernährung halbherzig umzustellen und bereits von Anfang an damit zu liebäugeln, dass das nur eine Phase von begrenzter Dauer ist, nach der ich meine alten Essgewohnheiten wieder aufnehmen und dann einige Zeit nach Herzenslust schlemmen kann, nämlich genau so lange, bis das Gewicht wieder viel zu viel geworden ist.

In dem Moment, in dem ich mich bewusst entscheide, meinem Körper dauerhaft gesunde Kost zu gönnen, ist der Rest ein Kinderspiel. Insofern haben die Experten in diesem Fall Recht damit, dass das Abnehmen einfach ist. Der Körper gewöhnt sich schnell an die gesunde und schmackhafte Ernährung und man vermisst bereits nach kurzer Zeit weder Süßes noch Fettes.

Ist dann das Zielgewicht erreicht, finde ich persönlich es weder kompliziert noch schwer, das Gewicht zu halten. Ich behalte einfach meine neuen Ernährung- und Bewegungsgewohnheiten bei, esse vielleicht etwas größere Mengen oder verwende gute Fette wie zum Beispiel Olivenöl nicht mehr ganz so sparsam wie in der Abnehmphase.

Der größte Stolperstein war für mich lange der Umgang mit Ausrutschern. Von einem kleinem Stück Kuchen oder Schokolade war es bei mir nie weit bis zum Gedanken: „Oh mein Gott, ich habe versagt. Jetzt ist alles verdorben, ist nun auch schon ganz egal, eh alles zu spät." Was dann kommt, ist wohl jedem klar: Noch ein Stück und noch ein Stück und ... Und hinterher der große Katzenjammer.

Ja, ich hatte einige Male auf diese Art und Weise mit mir und meinen Gelüsten zu kämpfen. Es war nicht immer einfach, nach einer Feier gleich am nächsten Tag wieder in die richtige Spur zu kommen, aber mit jedem Mal wurde es ein wenig leichter, denn ich habe gemerkt, dass es geht. Dass ich ohne schlechtes Gewissen ruhig einmal über die Stränge schlagen darf, solange es eine Ausnahme bleibt.

Solche Situationen haben wohl auch die Experten im Blick, wenn sie sagen, das Halten des Gewichts sei ungleich schwerer als das Abnehmen.

Man muss sich der Fallstricke bewusst sein und seine individuelle Erfolgsstrategie entwickeln. Dann klappt es auch mit dem Gewichthalten.

Wir haben es in der heutigen Zeit, was das ungezügelte Essen und den übermäßigen Genuss von Dingen angeht, die uns auf Dauer krank machen, meiner Meinung nach um einiges schwerer als unsere Großeltern und die noch weiter zurückliegenden Generationen. Leben wir doch inmitten des Überflusses, können uns vieles leisten, sorgen oft nicht für ausreichende Bewegung und machen uns auf diese Weise selber krank.

Früher gab es Leckereien nur an Feiertagen, viele konnten sich nur das Nötigste leisten und die Menschen waren ständig in Bewegung. Dass die Leute trotzdem im Schnitt jünger starben als heute, lag daran, dass die meisten ihr Leben lang schwer körperlich arbeiten mussten, die Ernährung oft nicht ausgewogen war und die medizinischen Möglichkeiten den heutigen bei weitem nicht entsprachen.

Heute dagegen sterben viel zu viele Menschen an den sogenannten Zivilisationskrankheiten wie Herzinfarkt, Adipositas und Diabetes, meist hervorgerufen durch falsche Ernährung und Bewegungsmangel.

Fakt ist aber gottlob, dass ich selbst entscheiden kann, was für ein Leben ich führen möchte, wie ich mich ernähren und wie intensiv ich mich bewegen möchte. Ich habe jederzeit die Wahl. Es liegt einzig an mir.

Im Laufe der Zeit finde ich meinen ganz persönlichen Weg, mich wohl zu fühlen.

An meiner neuen Ernährung halte ich fest, denn sie schmeckt mir nach wie vor und tut mir gut. So akribisch wie zu Beginn halte ich mich nun nicht mehr an die Mengenvorgaben und ich experimentiere gern, probiere allerlei neue Kombinationen beim Kochen aus und kaufe sehr gern Lebensmittel ein, die ich bisher noch nicht kannte. Das ist spannend. Gesunde Fette gehören in moderaten Mengen zu meinem Speiseplan dazu, auch trinke ich ab und an in Gesellschaft ein Glas Wein.

Auf Feiern gönne ich mir, was immer mir schmeckt, an den darauffolgenden Tagen achte ich sehr genau auf meine Ernährung und sorge für möglichst viel Bewegung.

Auch im Urlaub esse ich sehr bewusst. In allen Ländern, die ich bisher besuchte, habe ich schmackhafte und gesunde Lebensmittel gefunden, die ich ohne Reue genießen konnte, und landestypische Spezialitäten lasse ich mir aus Prinzip nicht entgehen.

Im Umgang mit Buffets war ich anfangs sehr ungeschickt. Von allen Gerichten, die gut aussahen, habe ich mich bedient und ganz schnell war der Teller voll, obwohl ich erst die Hälfte der Buffetstrecke absolviert hatte.

Im Laufe mehrerer Kreuzfahrten habe ich meine eigene Buffet-Strategie entwickelt: Bevor ich mich bediene, mache ich erst eine Runde um das gesamte Buffet, um auszukundschaften, was mich besonders anspricht und zu meinem Ernährungsstil passt. Dann nehme ich von allem, was ich probieren möchte, jeweils nur ein kleines Häppchen. Meistens ist am Ende dann mein Teller doch recht ordentlich bestückt und ich werde gut und mit Genuss satt.

Ich reise sehr gern mit dem Schiff, denn es ist so entspannend, auf dem Wasser unterwegs zu sein, das Rollen der Wellen zu hören, die Gischt im Kielwasser zu sehen, fliegende Fische und Delphine zu beobachten oder einfach an Deck zu sitzen und zu lesen. Das Essen ist immer abwechslungsreich und sehr lecker und auf den meisten Schiffen gibt es einen Fitness- und einen Wellnessbereich, die ich beide ausgiebig nutze. Nach dem Frühstück gönne ich mir eine Stunde Krafttraining, nach dem Mittagessen eine Stunde Ausdauertraining und anschließend entspanne ich mich in der Sauna bis zum frühen Abend. Erholung pur. Wenn es für die Umwelt verträglicher wäre, würde ich am liebsten jedes Jahr eine Kreuzfahrt machen.

Von Kreuzfahrten einmal abgesehen, ist all inclusive Urlaub sonst nicht mein Fall. Viel zu viel Essen und Getränke, viel zu wenig Bewegung. Zu wenige Möglichkeiten, auf eigene Faust Land und Leute kennenzulernen.

Ausnahmesituationen

2017 entdecke ich das Pilgern für mich. Von Irun, nahe der französisch-spanischen Grenze am Atlantik gelegen, gehe ich allein innerhalb von neun Wochen insgesamt 1200 *km* zu Fuß bis nach Santiago de Compostela und Kap Finisterra.

Am letzten Tag vor Santiago kann ich gar nicht aufhören zu laufen. Statt der geplanten 20 *km* werden es bis zum Abend 47 *km*. Am nächsten Morgen noch die letzten fünf Kilometer bis Santiago. Und am Tag darauf kann ich nicht mehr aufstehen. Überlastung. Shin Splints, zu Deutsch: Schienbeinkanten-Syndrom. Schmerzhaft und langwierig. Ich wende die unter Sportlern bekannte PECH-Methode an: **P**ause einlegen, **E**is auflegen, **C**ompression anlegen, **H**ochlagern.

Ich habe Glück und mein Bein heilt dank der sofort ergriffenen Gegenmaßnahmen innerhalb kurzer Zeit. Dennoch bedeutet die Verletzung eine unfreiwillige Trainingspause, an deren Ende ich eine gute Portion Motivation brauche, um wieder in Tritt zu kommen.

Trotzdem war diese Pilgerreise ein ganz besonderes Erlebnis, das ich nie mehr vergessen werde. Seitdem zieht es mich immer wieder auf den Pilgerweg.

Jeden Tag mit dem Rucksack auf dem Rücken um die 20 Kilometer zu Fuß gehen. Am Abend müde und zufrieden ein bescheidenes Quartier beziehen, duschen, Wäsche waschen, mit anderen Pilgern ein gutes, nicht allzu üppiges Abendessen genießen, Erfahrungen austauschen, schlafen.

Nach zwei bis drei Wochen Pilgerweg sind meine Batterien immer wieder aufgeladen, denn ich habe während des Pilgerns genug Gelegenheit, meine Gedanken zu sortieren, über vieles nachzudenken, das sonst vom Alltag übertönt wird und meinem Körper tut die Bewegung richtig gut.

Bis ich wieder zu Hause ankomme, ist mein Herz-Kreislauf-System jedes Mal bestens auf Trab. Seit dem Warnschuss 2017 passe ich natürlich besonders gut beim Pilgern auf und reagiere auf kleinste Schmerzen sofort mit Pausen und Massagen.

Beim Training selbst verletze ich mich eigentlich nie ernsthaft, denn ich trainiere mit Sinn und Verstand, nie hektisch oder mit Gewalt.

Leider habe ich im Laufe der Zeit immer wieder Operationen: Einmal muss der Meniskus operiert werden, dann breche ich mir bei der Arbeit den linken Arm, schließlich muss einige Monate später das Metall wieder aus dem Arm entfernt werden.

Jede Operation ist mit einer mindestens sechswöchigen Trainingspause verbunden. Da gilt es, den Kopf nicht in den Sand zu stecken, sondern so schnell wie möglich wieder mit leichtem Training zu beginnen und nach und nach zu steigern bis das gewohnte Level wieder erreicht ist.

Zwar ist es kein schönes Gefühl, mit dem Training immer wieder fast bei null wieder anfangen zu müssen, aber gottseidank gibt es das sogenannte Muskelgedächtnis. Der Muskel „erinnert" sich an den vorherigen Trainingszustand, bei dem er gut in Form war, und erholt sich bei entsprechendem Training sehr schnell.

Das A und O ist es, sich nach der Pause gleich wieder aufzuraffen und von neuem zu trainieren. Der Rest ergibt sich dann von ganz allein und es läuft wieder wie zuvor.

Ja, es läuft auch lange wirklich gut. Bis eines Tages gar nichts mehr läuft, wie es soll. Ich habe keine Ahnung, woran das liegt. Meine Ernährung ist in Ordnung, mein Beruf macht mir Spaß, ich trainiere inzwischen dreimal wöchentlich Kraft und Ausdauer, wandere, gehe schwimmen und mache Radtouren.

Beim Krafttraining mache ich keine Fortschritte mehr, es kommt mir vor, als würde ich auf der Stelle treten. An manchen Tagen fühle ich mich restlos erschöpft und bewege mich nur, weil ich es so gewöhnt bin, habe aber eigentlich gar keine richtige Lust dazu.

Ich erinnere mich, schon einmal etwas von Übertraining gehört zu haben, und recherchiere zu diesem Thema.

Bingo. Alle Symptome passen. Offenbar habe ich zu viel des Guten getan und darf mindestens einen Gang zurückschalten und für mehr Erholungsphasen, vor allem auch für reichlich guten Schlaf sorgen.

Nach zwei Wochen mit reduziertem Training und viel Erholung geht es mir wieder prächtig und ich bin so motiviert und leistungsfähig wie zuvor, aber ich frage mich, was mir noch alles Überraschendes begegnen wird.

Andererseits ist es schon irgendwie spannend, den eigenen Körper zu „belauschen“ und zeitnah und sensibel zu reagieren. Langweilig wird es dabei jedenfalls nie.

Verletzungen kommen und heilen aus, inzwischen bin ich es gewöhnt, immer wieder von neuem mit dem Training zu beginnen, sei es nach einer verletzungsbedingten Trainingspause oder nach einem schönen Urlaub ohne Gelegenheit zum Krafttraining. Ich achte jetzt genau darauf, ausreichend Erholungsphasen einzubauen, um nicht wieder ins Übertraining zu rutschen.

Alles läuft wieder wie geschmiert. Bis Corona kommt und der erste Lockdown im März 2020. Das Studio muss schließen. Die Schulen und Kitas ebenfalls. Das öffentliche Leben wird auf ein Minimum heruntergefahren.

Ich unterrichte jetzt digital von zu Hause aus. In vielen Familien beginnt es innerhalb weniger Wochen zu brodeln. Die Eltern sind damit überfordert, gleichzeitig ihre Arbeit im Home Office bewältigen und ihre Kinder beaufsichtigen und beschäftigen zu müssen. Die Kinder vermissen ihre Freunde und leiden darunter, ihre Großeltern der Ansteckungsgefahr wegen nicht besuchen zu können. Die alten Menschen in den Pflegeheimen leiden aufgrund der neuen Besucherregelungen unter zunehmender Einsamkeit. Es gelten Kontaktbeschränkungen, das Verlassen der Wohnung ist nur noch erlaubt, um an den Arbeitsplatz zu gelangen, sich an der frischen Luft zu bewegen oder einzukaufen.

Beim Einkauf im Supermarkt hat man Angst, sich anzustecken. Das Personal im Einzelhandel und im Gesundheitswesen hat nicht nur unglaublich viel Stress, sondern auch ein enorm hohes Ansteckungsrisiko.

Ich greife vermehrt auf Konserven und Tiefkühlkost zurück, weil es in dieser Situation unverantwortlich wäre, fast täglich einzukaufen, einmal in der Woche muss nun reichen.

Glücklicherweise wohne ich recht abgeschieden in einem kleinen Spessartdorf und kann dort stundenlang durch den Wald walken, ohne einer Menschenseele zu begegnen. Mein Krafttraining muss ich nun wieder mit Bodyweight-Übungen, Wasserflaschen und Getränkekisten bestreiten. Im Internethandel bestelle ich mir eine Hantelbank, Kurz- und Langhantel mit zugehörigen Gewichten, eine Klimmzugstange und Bodenmatten. Im Vorratskeller steht mitten zwischen Regalen, Waschmaschine und Wäschetrockner schon seit einigen Jahren ein Crosstrainer. Ich werde noch ein wenig umräumen und hier mein eigenes kleines Studio einrichten. So lautet jedenfalls der Plan.

Es dauert schließlich bis April 2021, also fast bis zum Ende des zweiten Lockdowns, bis alle bestellten Artikel geliefert werden. Coronabedingte Lieferengpässe, einer nach dem anderen. Bei den Sportgeräten so gut wie allwöchentlich beim Toilettenpapier.

Ich glaube, ganz Europa hält sich den Bauch vor Lachen über uns Deutsche. Nicht ganz unberechtigt. In Frankreich sind Rotwein und Kondome knapp. Wer wäre da nicht lieber Franzose?

Ich übe mich in Geduld. Im wahrsten Sinne des Wortes. Ich muss es üben, denn geduldig sein fällt mir echt schwer. Nicht nur, dass ich während der offiziellen Lockdowns zu Hause bleiben muss, ich bin nun generell bis auf weiteres von der Präsenzpflicht in der Schule befreit, weil ich zwei Familienmitglieder im Haushalt habe, die beide einer Risikogruppe angehören.

An meiner Schule gibt es außer mir noch eine Hand voll Kollegen, die in der gleichen misslichen Situation sind.

Wir unterstützen in der Zeit unserer Abwesenheit das Kollegium nach Kräften von zu Hause aus und treffen uns wöchentlich zur Video-Konferenz. Es tut gut, wenigstens einmal in der Woche mit den Kollegen sprechen zu können, sie zu sehen, wenn auch nur digital. Wir können alle gut nachvollziehen, wie sich die Schüler wohl in den immer wiederkehrenden Phasen des Home Schoolings fühlen müssen.

Mit Hilfe einer Meditations-App integriere ich das Meditieren fest in meinen Tagesablauf. Ganz langsam wird es besser mit meiner Geduld. Ich höre geführte Meditationen zu Themen wie Achtsamkeitsbasiertes Stressmanagement, Resilienz, Selbstvertrauen und vieles mehr. Nie lange, nur etwa zehn Minuten am Tag, aber diese kurze Zeit tut mir gut und hilft mir, die innere Balance zu finden und zu halten.

Im Winter 2020/21 beginne ich zu joggen. Ja, ausgerechnet jetzt, im Winter, fange ich damit an. Der Grund dafür ist ganz banal: Ich wandere mit meinem Mann durch den Wald und wir sind recht verschieden. Sein Tempo ist gemütlich und er friert nie. Für mich ist dieses Tempo viel zu gemütlich und ich friere entsetzlich, wenn ich mich nicht schneller bewege. Also beginne ich, neben ihm her zu trippeln und zu hüpfen, joggen kann man das noch gar nicht nennen. Es hat aber den erhofften Effekt, mir wird warm und obendrein macht es Spaß.

Von da an lege ich auch immer wieder kleine Strecken joggend zurück, wenn ich allein unterwegs bin. Es dauert gar nicht lange, bis ich es schaffe, eine halbe Stunde am Stück zu joggen. Das finde ich klasse. Nach dem Joggen fühle ich mich immer großartig. Mir tut nichts weh, weder Muskeln noch Sehnen oder Gelenke. Ich weiß, dass man das Pensum langsam erhöhen soll, aber ich bin ja durchtrainiert und mir fehlt gar nichts. Denke ich.

Das Frühjahr kündigt sich langsam an, das Wetter wird immer besser und wärmer. Inzwischen jogge ich fast täglich. Mittlerweile habe ich hochwertige Laufschuhe angeschafft und lasse auch vorsichtshalber eine Laufanalyse machen, damit ich mir nicht aus Unkenntnis durch Lauffehler irgendeinen Schaden beim Training zuziehe. Die Theorie des „richtigen" Laufens lese ich nach in *Das große Buch vom MARATHON* von Hubert Beck, denn mir macht das Joggen so viel Freude, dass ich ab Anfang März zunächst auf eine gute 10 *km*-Zeit und danach auf Halbmarathon trainieren möchte.

Eines Sonntags Mitte März fängt mein linker Vorderfuß beim Training bereits nach zwei Kilometern an zu schmerzen. Ich messe dem Schmerz keine große Bedeutung bei, so schlimm ist es nun nicht, dass ich den Lauf deswegen abbrechen müsste. Ich laufe die Runde wie geplant, insgesamt zehn Kilometer.

Gegen Ende schmerzt es heftig. Also wieder die PECH-Methode. Ich pausiere eine Woche lang komplett, kühle und bandagiere den Fuß und lagere ihn hoch.

In der darauffolgenden Woche nehme ich das Training langsam wieder auf. Nicht lange und der Fuß schmerzt erneut so stark, dass ich nicht mehr auftreten kann.

Nun beginnt eine Odyssee von Arzt zu Arzt bis Ende Mai letztlich ein Ermüdungsbruch festgestellt wird. Ich schone den Fuß bis Juli, dann soll ich laut ärztlicher Anweisung nach und nach die Belastung wieder steigern. Im August werden die Schmerzen erneut unerträglich. Ein weiteres MRT zeigt, dass der Bruch noch immer nicht geheilt ist und sich ein Knochenmarksödem gebildet hat.

Kurz und gut: Es dauert etwa ein Jahr, bis der Fuß wieder einigermaßen belastbar ist und ich das Training nach und nach wieder aufnehmen kann. Wohlgemerkt: Nur das Kraft- und Ausdauertraining, nicht das Lauftraining, bis dahin wird nach Auskunft der Ärzte noch mindestens ein weiteres Jahr ins Land gehen. Offenbar gibt es für mich immer noch viel zu lernen und auch meine Geduld ist noch ausbaufähig.

Die Dosis macht das Gift

Anscheinend kann auch Sport zur Sucht werden, wenn man nicht gut aufpasst und rechtzeitig gegensteuert.

Kein Wunder, denn es laufen dieselben Vorgänge im Gehirn, genauer im Belohnungszentrum, ab, wie bei den meisten anderen Süchten auch. Ganz einerlei, ob es nun um intensive Bewegung, Nikotin, Alkohol, exzessives Essen oder andere Drogen geht, es ist immer das Belohnungszentrum, das mehr und immer noch mehr fordert und das dafür sorgt, dass das belohnende Verhalten immer wieder und wieder ausgeführt wird.

In Zukunft werde ich noch besser darauf achten müssen, feste Erholungsphasen einzuhalten, in denen ich mich dann auch wirklich entspannen und regenerieren kann. Ganz ohne ständig das Gefühl zu haben, dass ich etwas verpasse, dass ich doch eigentlich lieber noch mehr trainieren würde, um noch schneller noch besser zu werden.

Der übersteigerte Ehrgeiz, alles möglichst schnell und perfekt zu machen, hat mich doch am Anfang meines Studiums schon beinahe Kopf und Kragen gekostet. Und auch beim Sport greift, so gut wie in vielen anderen Bereichen, der weise Spruch „weniger ist oft mehr“. Darum entscheide ich mich nun ganz bewusst dagegen, ständig alles noch weiter zu optimieren. So wie es ist, ist es gut. So wie ich bin, bin ich gut. Ganz allein meine Entscheidung. Einfach mal mit dem Erreichten zufrieden und auch für kleine Erfolge dankbar sein.

Neben allen Erfahrungen, die wir im Laufe der Zeit sammeln, und allen Lehren, die wir aus unseren Fehlern ziehen dürfen, ist auch unser persönliches Umfeld extrem wichtig.

Der Mensch ist und bleibt nun mal ein Herdentier, der eine mehr, der andere weniger, und unsere Umgebung und unser Umgang prägen uns maßgeblich. Am stärksten in der Kindheit, aber auch darüber hinaus noch in hohem Maße. Wir lernen von Vorbildern und durch Nachahmung. Die meisten von uns passen sich ihrem Umfeld möglichst gut an.

In einer Familie von Sportmuffeln wird es schwerer fallen, sich sportlich zu betätigen, als in einer sportbegeisterten Familie.

Wenn am Arbeitsplatz alle rauchen, wird es sehr schwer fallen, mit dem Rauchen aufzuhören.

Ganz egal, was genau um uns herum geschieht, alles beeinflusst sich wechselseitig. Nicht nur in die eine Richtung, auch ein positives Beispiel kann Schule machen und andere mitziehen, sich zum Beispiel gesund zu ernähren, sich mehr zu bewegen oder was auch immer. Das kommt nicht einmal so selten vor.

Gesunde Ernährung und sportliche Betätigung fallen doppelt so leicht, wenn man einen Sparringspartner hat, der mitmacht.

Alles geht besser, wenn das Umfeld harmonisch und unterstützend ist und manches fällt eben verdammt schwer, wenn zu allen sowieso schon vorhandenen Baustellen auch noch Stress mit Familie, Freunden, Kollegen oder Vorgesetzten kommt.

Von negativen Menschen sollte man sich, wenn möglich, fernhalten und Wege finden, zur Ruhe zu kommen, in sich selbst zu ruhen, ganz unabhängig von allem Drumherum.

Jeder ist anders und es gibt tausend Arten, für sich das Richtige zu tun.

Für mich sind Sport, gutes Essen, Waldspaziergänge und Meditation starke Quellen innerer Ruhe.

Teil 2

Meine Lieblingsrezepte

Die folgenden Rezepte entstammen sämtlich dem *Koch- und Begleitbuch Band 6*, das neben der grundlegenden Theorie und Vorbereitung der Ernährungsumstellung insgesamt etwa 150 leckere Rezepte enthält. Bis auf die Rezepte aus dem Kapitel *Desserts & Kuchen* habe ich sie alle ausprobiert und tatsächlich keines gefunden, das ganz und gar nicht nach meinem Geschmack gewesen wäre.

Da ich nur motivieren und beispielhaft zeigen möchte, wie schmackhaft und abwechslungsreich gesunde Ernährung sein kann, habe ich mich in der Auswahl der Rezepte auf meine absoluten Favoriten beschränkt und doch sind es letztendlich stolze 40 Rezepte geworden, von denen ich keines missen und die ich hier teilen möchte.

Sortiert habe ich meine Lieblingsrezepte nach den Rubriken *Frühstück/Unterwegs, Vegetarisch, Fischgerichte, Geflügelgerichte, Fleischgerichte* und *Entsäuerung*. Natürlich darf auch meine Lieblings-Zündersuppe nicht fehlen.

Die Mengen sind für eine Portion oder für vier Portionen angegeben, also als Single- oder Familienmahlzeit. Die ungefähren Angaben des Energie- und Makronährstoffgehalts beziehen sich immer jeweils auf eine Portion. Anstatt der *LLiD*-Produkte kann man natürlich auch anderen pflanzlichen Würzer und Gemüsebrühe verwenden.

Viel Freude beim Einkaufen, Kochen und natürlich beim Schlemmen!

Zündung

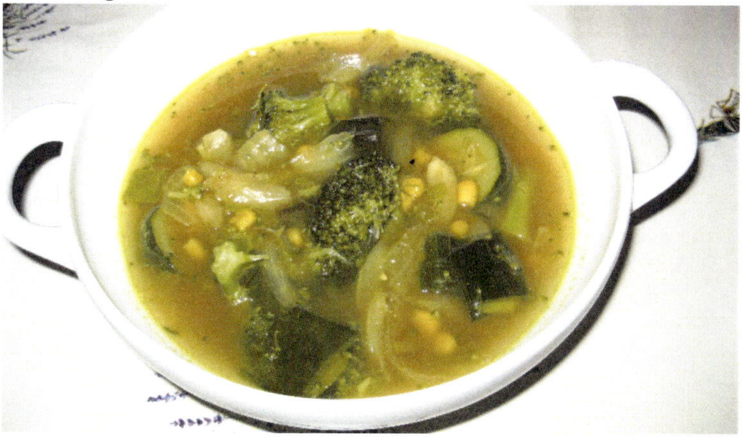

Grüne Zündersuppe

Zutaten:

1	Zwiebel	2 EL	Olivenöl
1	Stange Lauch	Salz, Pfeffer	
1	Fenchel	1000 ml *LLiD* Würzer Brühe	
2	kleine Zucchini	2 TL	Currypulver
1	Brokkoli	*LLiD* Würzer Pulver	
$\frac{1}{2}$	Dose Maiskörner (optional)		

Das Gemüse waschen und putzen, die Zwiebel schälen und hacken. Lauch, Fenchel und Zucchini in Scheiben schneiden, Brokkoli in Röschen teilen.

Olivenöl in einem Topf erhitzen, Zwiebelwürfel darin anschwitzen, Fenchel und Lauch zugeben, mit der Brühe auffüllen und 5 Minuten köcheln lassen.

Zucchinischeiben dazu geben und nach weiteren 5 Minuten die Brokkoli-Röschen in die Suppe geben und so lange köcheln bis alles Gemüse gar ist. Mit Curry und Pfeffer kräftig würzen, bei Bedarf noch Würzer Pulver und Salz zugeben.

Frühstück/Unterwegs

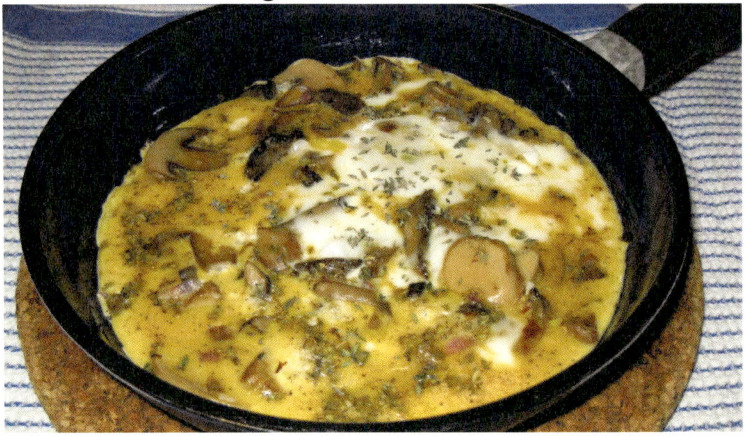

Pikantes Omelett

Zutaten für 1 Portion:

1	kleines Glas Champignons (130 g Abtropfgewicht)
1	kleine Schalotte oder Zwiebel
1 TL	Olivenöl
2	Eier
2 EL	Milch 1,5 %

Salz, Pfeffer, Thymian

Zwiebel fein hacken, Champignons abtropfen lassen und halbieren.

Öl in einer kleinen Pfanne erhitzen und die Zwiebeln und die Champignons darin anrösten.

Eier mit der Milch und mit Salz, Pfeffer und Thymianblättchen verquirlen und alles über die Champignons geben.

Einen Deckel auf die Pfanne legen und das Omelette zugedeckt etwa 5 Minuten bei mittlerer Hitze garen.

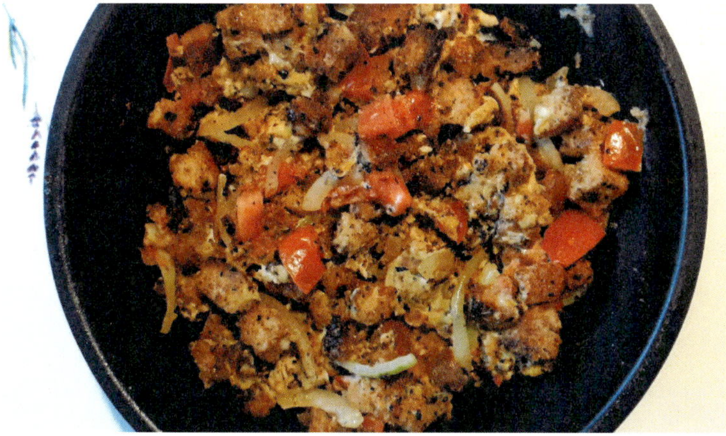

Rührei „integrale"

Zutaten für 1 Portion:

80 g Vollkorntoastbrot
10 g Butter
1 Tomate
1 Schalotte
2 Eier
2 EL Milch 1,5 %
Salz, Pfeffer, 1 Msp. Oregano, Kümmelpulver nach Geschmack

Tomate in Würfel, Schalotte in feine Ringe schneiden.
Die Eier in ein passendes Gefäß aufschlagen und mit der Milch verquirlen. Das Brot in Würfel schneiden und in einer Anti-Haft-Pfanne ohne Fett unter häufigem Wenden kräftig und knusprig rösten.

Die Butter in die Pfanne geben und noch kurz weiter braten, dann nacheinander die Tomaten, Schalotten und Eier zugeben und unter Rühren fertig garen.
Mit Salz, Pfeffer, Oregano und Kümmel würzen und sofort servieren.
Dieses Rezept ist auch ein Ruck-Zuck-Abendessen .

Ca. 466 kcal, 24 g Fett, 39 g KH, 23 g Eiweiß, 7 g Ballaststoffe, 461 mg Cholesterin

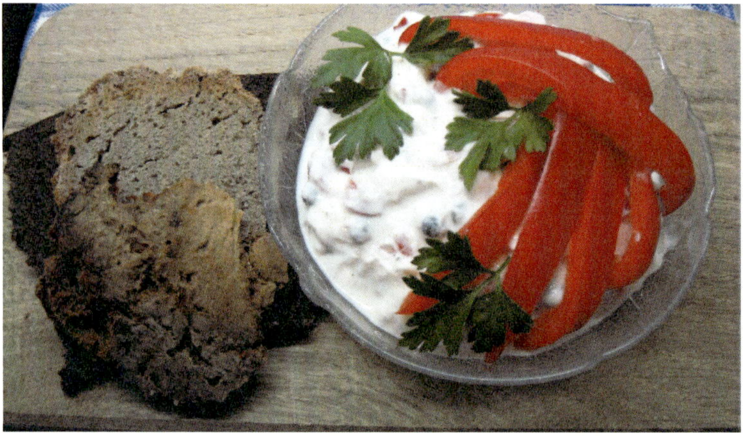

Brot mit Paprika-Käse-Kapern-Quark

Zutaten für 1 Portion:

90 g	Sonnenblumenbrot oder Vollkornbrotsorten nach Geschmack (2 dünne Scheiben)
125 g	Magerquark
35 g	Camembert, Dreiviertelfettstufe
1	kleine Paprikaschote
20 g	kleine Kapern
	Salz, Pfeffer, Kümmelpulver nach Geschmack
1	kleiner Zweig Petersilie zum Garnieren

Die Paprikaschote putzen, entkernen, waschen und eine Hälfte in kleine Würfel schneiden, die andere Hälfte in Streifen schneiden.
Camembert mit einer Gabel zerdrücken oder in kleine Würfel schneiden.
Quark, Camembert, Paprikawürfel und Kapern vermischen, mit Salz, Pfeffer und Kümmelpulver abschmecken.

Den Quark mit dem Brot und den Paprikastreifen anrichten.
Schmeckt auch als Abendessen und kann sehr gut mitgenommen werden, dazu das Brot extra verpacken.

Ca. 405 kcal, 8 g Fett, 48 g KH, 33 g Eiweiß, 10 g Ballaststoffe, 14 mg Cholesterin

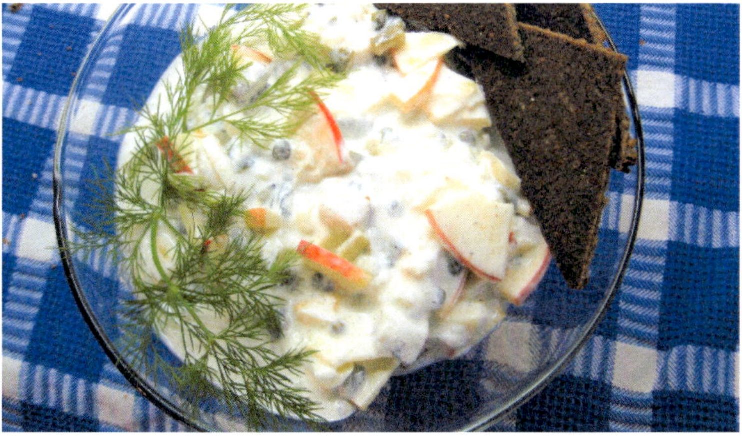

Schlemmer-Heringsschale

Zutaten für 1 Portion:

100 g	Bismarckhering, abgetropft
1 EL	Sud vom Hering oder Essig
1	Apfel
50 g	Gewürzgurke
1	Schalotte
100 g	Crème légère
	Salz, Pfeffer
1	Vollkornbrötchen oder Vollkornbrot nach Geschmack

Den abgetropften Bismarckhering in kleine Stücke schneiden.

Den Apfel schälen, achteln, entkernen und in Schnitze schneiden.
Die Gewürzgurke und die Schalotte klein schneiden.

Alle Salatzutaten locker miteinander vermengen, mit etwas Salz und Pfeffer abschmecken, gleich mit dem Brötchen servieren oder in ein geeignetes Mitnahmegefäß packen.

Schmeckt gekühlt auch noch am nächsten Tag.

Ca. 557 kcal, 28 g Fett, 51 g KH, 25 g Eiweiß, 8 g Ballaststoffe, 128 mg Cholesterin

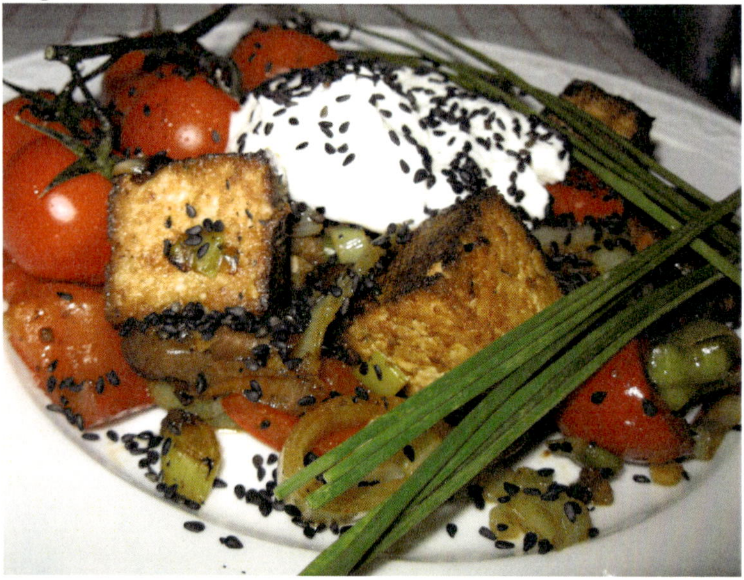

Champignon-Lauch-Pfanne mit Tofu

Zutaten für 1 Portion:

1 TL	Sesam (weiß oder schwarz, je nach Vorrat)
100 g	Räuchertofu
100 g	Champignons
$\frac{1}{2}$	Paprikaschote (rot oder gelb)
100 g	Lauch
1 EL	Raps- oder Sesamöl
	Kräutersalz, Cayennepfeffer
1 TL	geriebener Ingwer
	Sojasoße
1 TL	Olivenöl
1 Rispe	mit 4-5 Cocktailtomaten
1 EL	Crème légère
	Einige Schnittlauchhalme

Fertig in ca. 15 Minuten

Die Sesamsaat in einer trockenen Pfanne anrösten und zur Seite stellen.

Den Tofu in etwa 2x2 cm große Würfel schneiden, die Pilze putzen und vierteln, die Paprikaschote in Quadrate oder Rauten schneiden, den Lauch in Ringe schneiden, die Tomaten kurz abspülen, jedoch an der Rispe lassen.

Das Öl in einer beschichteten Pfanne erhitzen, die Tofuwürfel anbräunen und aus der Pfanne nehmen, die Champignons anbraten, zur Seite schieben, die Paprikastücke zugeben und zusammen mit dem Lauch anschwitzen, die Tofuwürfel zugeben und alles mit Kräutersalz, Cayennepfeffer, dem Ingwer und der Sojasoße würzen.

Das Olivenöl in einer extra Pfanne erhitzen und die Tomatenrispe darin anschmelzen lassen bis die Tomaten leicht platzen.

Das Gemüse auf einem Teller anrichten, die Crème légère darauf geben und die Tomatenrispe darauf legen.

Den Sesam darüber streuen und mit den Schnittlauchhalmen garnieren.

Ca. 383 kcal, 27 g Fett, 10 g KH, 25 g Eiweiß, 9 g Ballaststoffe, 8 mg Cholesterin

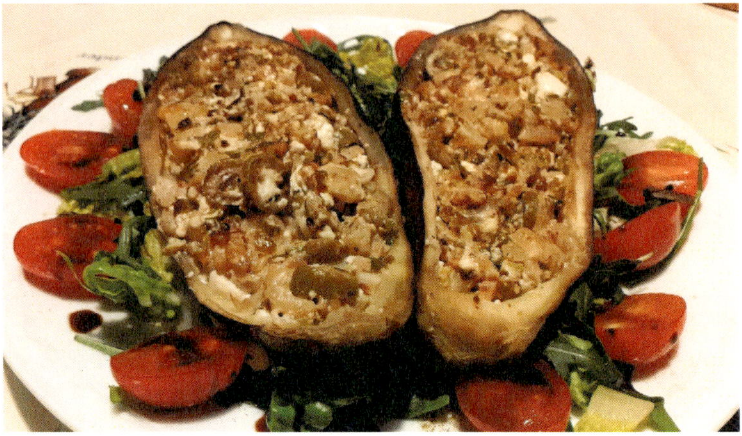

Gefüllte Auberginen auf Salatbett

Zutaten für 4 Portionen:

4	Auberginen (pro Portion ca. 300 g)
	etwas Zitronensaft
1	Knoblauchzehe
1 EL	Olivenöl
50 g	gehackte Mandeln
50 g	gehackte Pistazien
2 EL	gehackte Petersilie
50 g	Kräuteroliven, trocken eingelegt ohne Stein
150 g	Schafskäse (Feta) oder Mozzarella
200 ml	*LLiD* Würzer Brühe
100 g	Eissalat
50 g	Rucola oder Feldsalat
100 g	Cocktailtomaten
	Kräutersalz, Balsamicoesseig
2 EL	Olivenöl
2 EL	gehackte Minze

Fertig in ca. 50 Minuten

Den Backofen auf 230°C Ober- und Unterhitze vorheizen

Die Auberginen waschen, den Blütenansatz belassen und der Länge nach halbieren. Mit einem Löffel das Fruchtfleisch ausschaben, klein schneiden und mit Zitronensaft beträufeln.

Die Knoblauchzehe fein hacken, die Oliven klein schneiden, den Käse zerbröseln oder in Würfel schneiden.

Eine Pfanne erhitzen, die Mandeln mit den Pistazien ohne Fett darin anrösten und zum Käse geben.

1 EL Öl in die heiße Pfanne geben, Knoblauch und Fruchtfleisch kurz darin anbraten.

Gebratenes Fruchtfleisch, Mandel-Pistazienmischung, gehackte Petersilie, Oliven und den Käse vermengen, abschmecken und in die Auberginenhälften füllen.

Die Brühe in eine Auflaufform gießen, die Auberginenhälften hineinsetzen und im Backofen bei 230°C Ober- und Unterhitze etwa 25-30 Minuten backen.

Die Salate waschen, trocken schleudern, den Eissalat in Streifen schneiden und mit dem Rucola und den Tomaten auf vier Tellern verteilen.

Den Salat mit Kräutersalz bestreuen, mit Balsamicoessig und Olivenöl beträufeln und die gehackte Minze darüber streuen.

Die gebackenen Auberginenhälften darauf setzen und servieren.

Ca. 390 kcal, 32 g Fett, 11 g KH, 16 g Eiweiß, 13 g Ballaststoffe, 17 mg Cholesterin

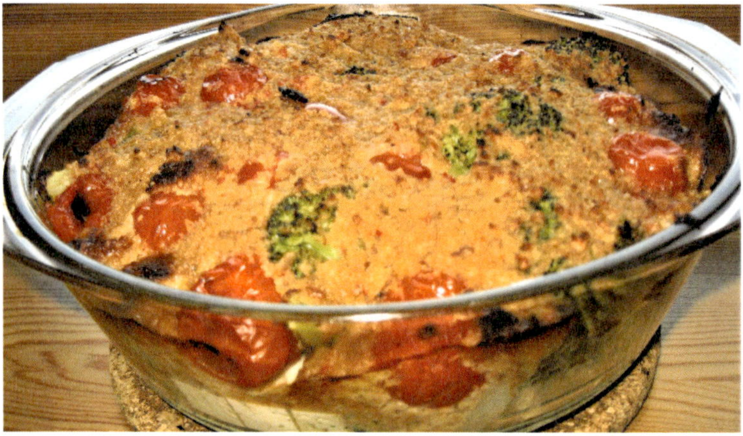

Brokkoli mit Tofu und Erdnusssoße

Zutaten für 4 Portionen:

600 g	Brokkoliröschen
300 ml	*LLiD* Würzer Brühe
200 g	Cocktailtomaten
200 g	Räuchertofu

Für die Soße:

125 g	geröstete, ungesalzene Erdnüsse
$\frac{1}{2}$ TL	Chiligewürz
2	Schalotten
2	Knoblauchzehen
100 ml	Kokosmilch
100 ml	*LLiD* Würzer Brühe
	Salz, Pfeffer, Koriander, Ingwerpulver

Fertig in ca. 30 Minuten

Den Brokkoli vorbereiten und in der Brühe bissfest garen. Die Tomaten waschen und je nach Größe eventuell halbieren. Den Tofu in Würfel schneiden.

Schalotten und Knoblauch schälen, zusammen mit den Erdnüssen, dem Chiligewürz und dem Wasser im Mixer pürieren. In einen Topf umfüllen, die Kokosmilch und die Brühe zugeben und offen einkochen lassen bis eine dickliche Masse entsteht.

Mit Salz, Pfeffer, Koriander und etwas gemahlenem Ingwer abschmecken. Den Brokkoli mit dem Tofu und den Tomaten in eine Ofenfeste Form füllen, die Soße darauf verteilen und unter dem Backofengrill kurz überbacken.

Ca. 311 kcal, 20 g Fett, 10 g KH, 23 g Eiweiß, 9 g Ballaststoffe, 0 mg Cholesterin

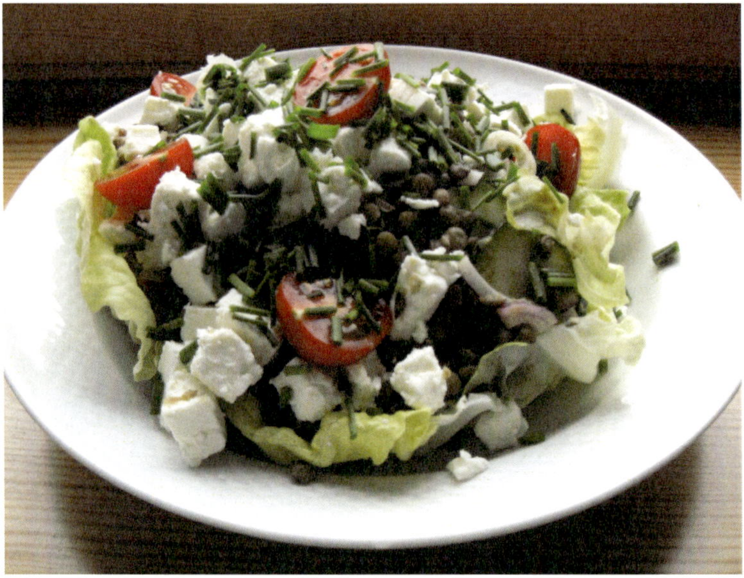

Linsensalat mit Schafkäse

Zutaten für 1 Portion:

100 g	Linsen nach Wahl oder
1 Dose	braune Linsen
	Abtropfgewicht 265 g
1	kleine rote Zwiebel
30 g	Lauch
50 g	kleine Zucchini
80 g	Schafkäse mit Kräutern
	etwas Rucola oder Blattsalat nach Wahl
3	Cocktailtomaten
1 TL	mittelscharfer Senf
1-2 TL	Apfelessig
1 TL	Schnittlauchröllchen
	Salz, Pfeffer

Fertig in ca. 20 Minuten

Die Linsen nach Packungsanweisung kochen und abtropfen lassen, gegarte Linsen aus der Dose abspülen und in eine Schüssel füllen.

Die Zwiebeln schälen, halbieren und dünn schneiden, den Lauch in schmale Ringe und die Zucchini in Scheiben schneiden. Den Salat waschen, die Tomaten halbieren und alles zu den Linsen geben.

Mit Senf, Essig, Salz und Pfeffer kräftig abschmecken und zum Schluss den Schafskäse darüber krümeln oder in Würfel schneiden und zum Salat anrichten. Mit dem Schnittlauch bestreuen.

Einfach zubereitet und ein sehr gutes Mitnahmegericht

Ca. 443 kcal, 17 g Fett, 39 g KH, 32 g Eiweiß, 10 g Ballaststoffe, 36 g Cholesterin

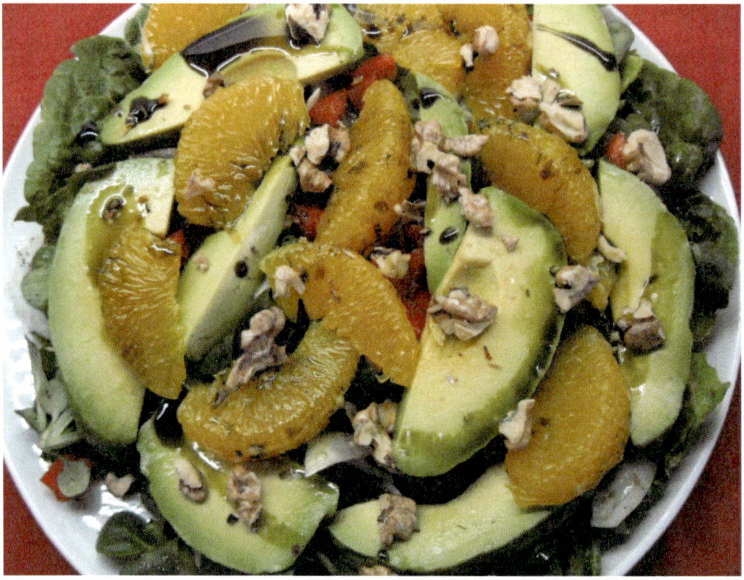

Avocado-Orangen-Salat

Zutaten für 4 Portionen:

100 g	Rucola oder Feldsalat
200 g	Mini Romana Salate
2	Avocados, reif, aber nicht zu weich
	Zitronensaft
2	Orangen
1	rote Paprikaschote
2	Schalotten
	Salz, Pfeffer
8 EL	Balsamicoessig, weiß
4 EL	Kürbiskernöl
4 EL	geröstete Pinien- oder Walnusskerne

Fertig in ca. 20 Minuten

Die Blattsalate vorbereiten, waschen, trocken schleudern und auf vier Teller oder Schalen verteilen.

Die Avocados halbieren, die beiden Schnittflächen gegeneinander drehen, damit sich der Stein löst, mit einem Löffel das Fruchtfleisch herauslösen, der Länge nach in Spalten schneiden und sofort mit Zitronensaft beträufeln, die Orangen schälen, die weiße Haut entfernen und die Orangen filetieren.

Die Paprikaschote vorbereiten und in kleine Würfel schneiden, die Schalotten abziehen und in Ringe schneiden, beides auf dem Blattsalat verteilen, salzen, pfeffern und mit dem weißen Balsamicoessig beträufeln.

Die Avocadospalten abwechselnd mit den Orangenfilets auf dem Salat anrichten, das Kürbiskernöl in Streifen darüber geben und mit den gerösteten Pinien- oder Walnusskernen bestreuen. Sofort servieren, da sonst die Avocados braun werden.

Ca. 475 kcal, 43 g Fett, 16 g KH, 6 g Eiweiß, 8 g Ballaststoffe, 0 mg Cholesterin

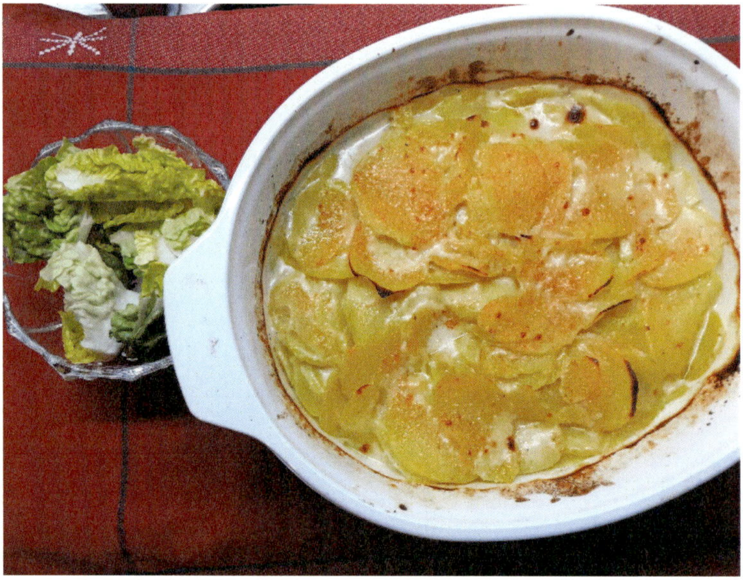

Kartoffelgratin mit grünem Salat

Zutaten für 4 Portionen:

1 kg	Kartoffeln, vorwiegend festkochend
450 ml	Milch 1,5 %
50 g	Crème fraîche 40 %
1	Knoblauchzehe
50 g	Parmesan oder Schafhartkäse, gerieben
5 g	Butter für die Form

1 Kopf	Salat
4 EL	Essig
4 EL	Wasser
2 EL	Olivenöl
2 EL	Schnittlauchröllchen
	Salz, Pfeffer

Fertig in ca. 30 Minuten

Backofen auf 220°C vorheizen. Kartoffeln schälen und in dünne Scheiben schneiden oder hobeln, Knoblauchzehe fein hacken.

Milch und Crème fraîche mischen, die Kartoffelscheiben, den Knoblauch, den Rosmarinzweig und etwas Salz und Pfeffer aufkochen und ca. 15 Minuten unter häufigem Umrühren leicht köcheln lassen.

Auflaufform mit Butter ausfetten, die Milch mit den Kartoffeln einfüllen, den Rosmarinzweig herausnehmen, alles mit dem geriebenen Käse bestreuen und bei 220°C ca. 20 Minuten überbacken.

In der Zwischenzeit den Salat waschen, trocken schleudern, zerpflücken und mit dem Dressing mischen.

Ca. 408 kcal, 18 g Fett, 44 g KH, 14 g Eiweiß, 7 g Ballaststoffe, 35 mg Cholesterin

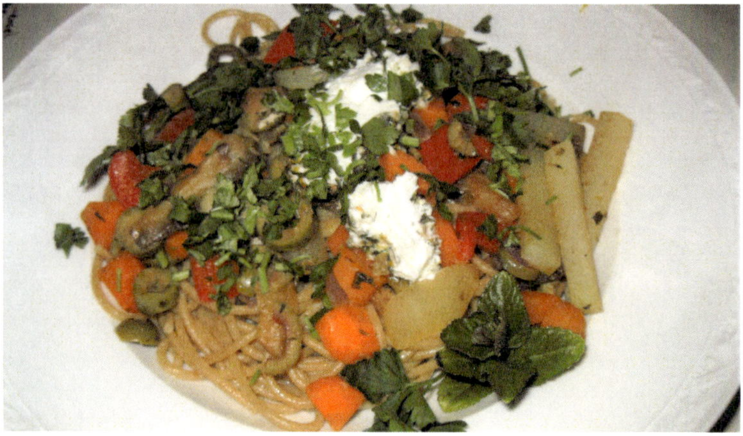

Gemüse-Zitronen-Spaghetti mit Ziegenfrischkäse

Zutaten für 4 Portionen:

250 g	Vollkornspaghetti ohne Ei
1 EL	Olivenöl
1 TL	*LLiD* Würzer Pulver
200 g	Kohlrabi
200 g	Karotten
1	rote Paprikaschote
200 g	Champignon
1	Zwiebel
2	Knoblauchzehen
1	Zitrone, unbehandelt
1 EL	Olivenöl
100 g	Kräuteroliven, trocken eingelegt, Salz, Cayennepfeffer, Kreuzkümmel
100 ml	*LLiD* Würzer Brühe (bei Bedarf)
120 g	Ziegen-Kräuterfrischkäse, Doppelrahmstufe
Je 2 EL	gehackte Petersilie (oder Schnittlauch) und Minzeblättchen

Fertig in ca. 30 Minuten

Das Gemüse putzen und waschen, die Karotten und den Kohlrabi in gleichmäßige schmale Stifte schneiden, die Paprikaschote in Streifen schneiden, die Pilze in Scheiben schneiden, die Zwiebel und die Knoblauchzehen klein hacken.

Das Öl erhitzen, erst Zwiebel- und Knoblauchwürfel darin glasig dünsten, dann das Gemüse zugeben, alles bei milder Hitze anbraten und die Kräuteroliven zugeben.

Die Nudeln nach Packungsanweisung kochen. Die Zitrone heiß waschen, die Schale abreiben, den Saft auspressen und zur Seite stellen.

Den Pfanneninhalt mit Salz, Cayennepfeffer, Kreuzkümmel und Zitronensaft kräftig abschmecken und bei Bedarf mit etwas Brühe ablöschen. Ziehen lassen bis das Gemüse bissfest ist.

Die Spaghetti mit 1 EL Olivenöl, dem Würzer Pulver und der abgeriebenen Zitronenschale vermengen.

Das Gemüse mit den Nudeln heiß auf vier Tellern anrichten, pro Portion 30 g Ziegenfrischkäse unterheben, mit den Kräutern bestreuen und sofort servieren.

Ca. 396 kcal, 15 g Fett, 48 g KH, 15 g Eiweiß, 14 g Ballaststoffe, 26 g Cholesterin

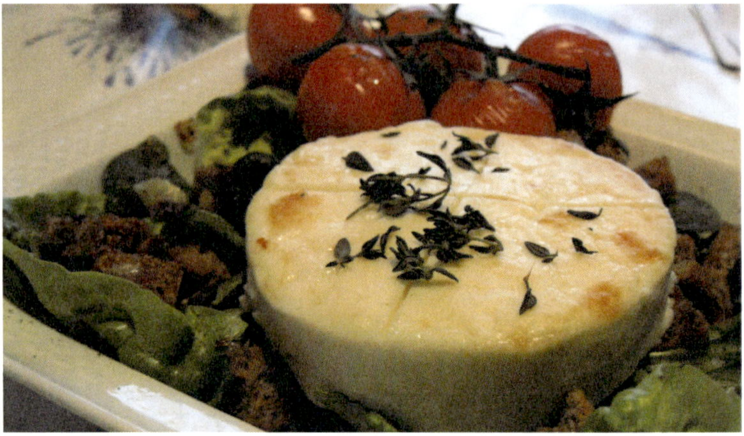

Brotsalat mit Ziegenkäse und Grilltomate

Zutaten für 4 Portionen:

200 g	Roggenvollkornbrot, am besten schon 1-2 Tage alt
1	rote Zwiebel
1	rote Peperoni
1	Knoblauchzehe
1 EL	Olivenöl

160 g	gemischte Blattsalate je nach Vorrat
5 EL	heller Balsamicoessig
4 EL	Orangensaft
2 EL	Olivenöl
	Kräutersalz
	Cayennepfeffer
4	Ziegenkäsetaler (ca. 80 g pro Stück)
4	Zweige Cherry-Strauchtomaten
	Thymianblättchen
	Basilikum

Fertig in ca. 25 Minuten

Das Brot in gleichmäßige Würfel schneiden, die Zwiebel, die Peperoni und den Knoblauch in sehr feine Würfel hacken.

Die Blattsalate waschen, trocken schleudern, zerkleinern und auf vier Tellern anrichten.
Aus Balsamico, Orangensaft, 2 EL Olivenöl, Salz und Pfeffer eine Marinade rühren.

Die Ziegenkäsetaler kreuzweise einschneiden, in eine flache Auflaufform legen, die Strauchtomaten an den Rispen daneben legen und beides im Backofen unter dem Grill bei hoher Grillstufe etwa 4-5 Minuten grillen. Sowohl Käse als auch Tomaten sollten leicht anschmelzen, jedoch ihre Form behalten.

Die Brotwürfel in einer beschichteten Pfanne ohne Fett anrösten und herausnehmen.

1 EL Olivenöl in die heiße Pfanne geben, Zwiebel-, Peperoni- und Knoblauchwürfel darin hell anbräunen, die Brotwürfel wieder zugeben, durchmengen und zur Seite stellen.

Die Marinade über den Salat geben, die Brotmischung darüber verteilen, Ziegenkäse und Tomatenzweige dazu anrichten, mit den Kräutern bestreuen und sofort servieren.

Ca. 440 kcal, 27 g Fett, 27 g KH, 22 g Eiweiß, 6 g Ballaststoffe, 30 mg Cholesterin

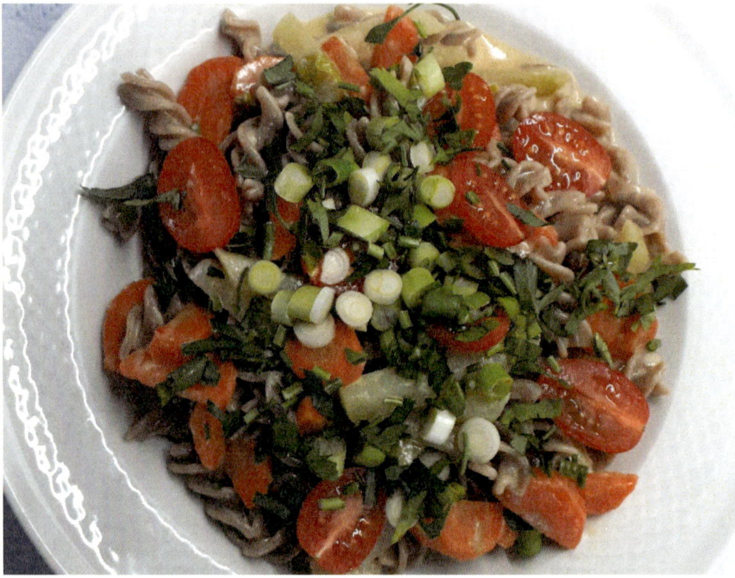

Roggennudeln in Kokosmilch-Gemüse-Soße

Zutaten für 4 Portionen:

300 g	Karotten
400 g	Kohlrabi
200 g	Roggennudeln aus 100 % Roggenmehl ohne Ei Ersatzweise Roggenvollkornnudeln
1 EL	Rapsöl
1 EL	Currypulver
300 ml	ungezuckerte Kokosmilch
1	gute Prise Chilipulver oder 1 kleine Chilischote
1 TL	*LLiD* Würzer Pulver
3 TL	Sojasoße
	Salz, Pfeffer
2	Frühlingszwiebeln
10	kleine Kirschtomaten
2 EL	gehackte Petersilie

Fertig in ca. 20 Minuten

Karotten und Kohlrabi putzen, waschen und in gleichmäßige Scheiben oder Stifte schneiden.

Das Öl erhitzen und das Gemüse unter gelegentlichem Umrühren bissfest anbraten.

Die Nudeln nach Packungsanweisung nicht zu weich kochen, sie benötigen nur kurze Kochzeit, max. 6 Minuten, dann abgießen.

Den Curry unter das Gemüse rühren und mit der Kokosmilch ablöschen, mit den restlichen Gewürzen abschmecken.

Zuletzt die Nudeln untermengen und auf Tellern anrichten.

Die Frühlingszwiebeln in Röllchen schneiden, die Tomaten halbieren, auf den Nudeln verteilen und mit der Petersilie bestreut servieren.

Ca. 273 kcal, 6 g Fett, 43 g KH, 11 g Eiweiß, 11 g Ballaststoffe, 0 mg Cholesterin

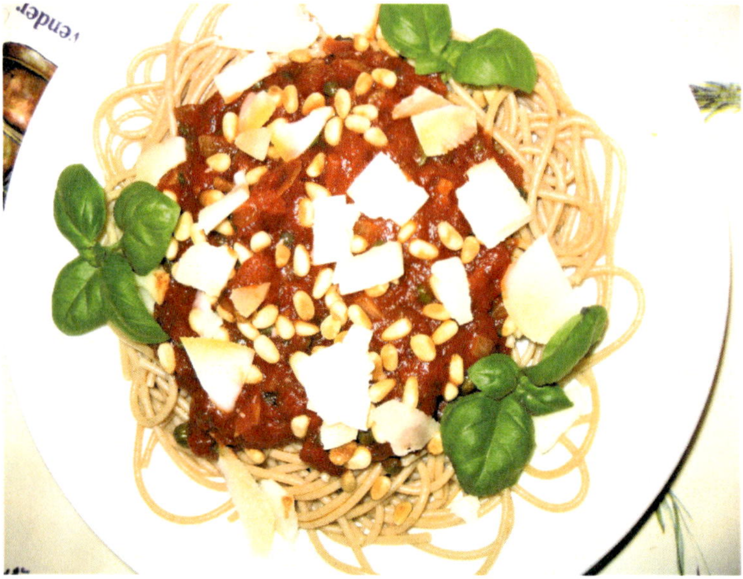

Vollkornspaghetti Iberico

Zutaten für 4 Portionen:

250 g	Vollkornspaghetti
800 g	Tomaten stückig (Konserve)
1	Zwiebel
1	Knoblauchzehe
1 EL	Olivenöl
100 g	Kapern, abgetropft
1 Bund	Basilikum
	Salz, Pfeffer
1 TL	*LLiD* Würzer Pulver
40 g	Pinienkerne
100 g	Hartkäse aus Schafmilch z.B. Manchego, Etorki, ersatzweise Parmesan

Fertig in ca. 15 Minuten

Nudeln nach Packungsanleitung in Salzwasser „al dente“ garen und abtropfen lassen.

Zwiebel und Knoblauch fein hacken, Basilikum in Streifen schneiden und den Schafskäse in Späne hobeln oder reiben.

Pinienkerne in einer Pfanne ohne Fett anrösten, dann zur Seite stellen.

Das Olivenöl erhitzen, die Zwiebel- und Knoblauchwürfel darin anschwitzen, die Tomatenstücke zugeben, mit Salz, Pfeffer und *LLiD* Würzer Pulver abschmecken und etwas einkochen lassen. Die Kapern zugeben und zum Schluss die Basilikumstreifen untermengen.

Die Nudeln mit der Soße anrichten und mit dem geriebenen Schafskäse und den Pinienkernen bestreuen und sofort servieren.

Ca. 388 kcal, 17 g Fett, 43 g KH, 16 g Eiweiß, 10 g Ballaststoffe, 11 mg Cholesterin

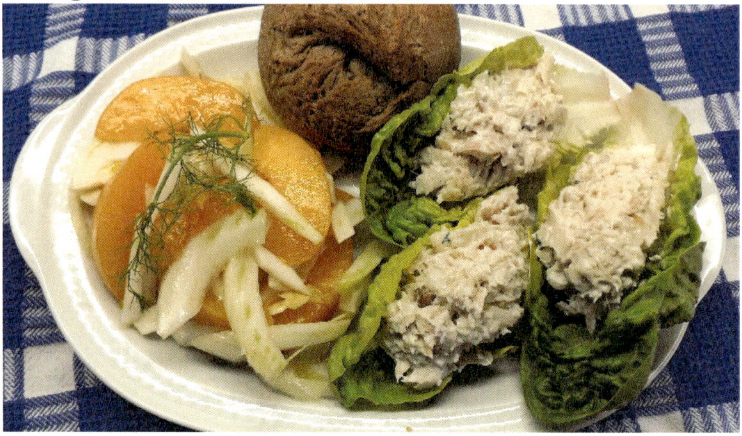

Pfirsichsalat mit Forellen-Nockerl

Zutaten für 1 Portion:

100 g	geräuchertes Forellenfilet
1 EL	Crème fraîche
	Salz, Pfeffer
$\frac{1}{2}$ TL	*LLiD* Würzer Pulver
	Thymianblättchen

1	Pfirsich, frisch
1	kleine Fenchelknolle
$\frac{1}{2}$	Zitrone
1 TL	Olivenöl
1 TL	Honig
3 EL	Wasser
	Salz, Cayennepfeffer

80g	Vollkornbaguette

Fertig in ca. 15 Minuten

Das Forellenfilet mit einer Gabel zerpflücken und die Crème fraîche unterrühren. Mit Salz, Pfeffer, *LLiD* Würzer Pulver und Thymian abschmecken.

Den Pfirsich mit einem Sparschäler schälen, entkernen und in Spalten schneiden, den Fenchel putzen, halbieren und den Strunk herausschneiden, Fenchel fein hobeln. Zitrone auspressen.

Aus Zitronensaft, Olivenöl, Honig, Wasser, Salz und Cayennepfeffer eine Marinade rühren, Pfirsichspalten und Fenchel unterheben.

Aus der Forellenmasse mit Löffeln 2 bis 3 große Nockerl formen und zusammen mit dem Pfirsichsalat und dem Vollkornbaguette anrichten.

Zum Mitnehmen den Salat, Forellen-Nockerl und Brot separat verpacken.

Ca. 521 kcal, 18 g Fett, 55 g KH, 31 g Eiweiß, 11 g Ballaststoffe, 83 mg Cholesterin

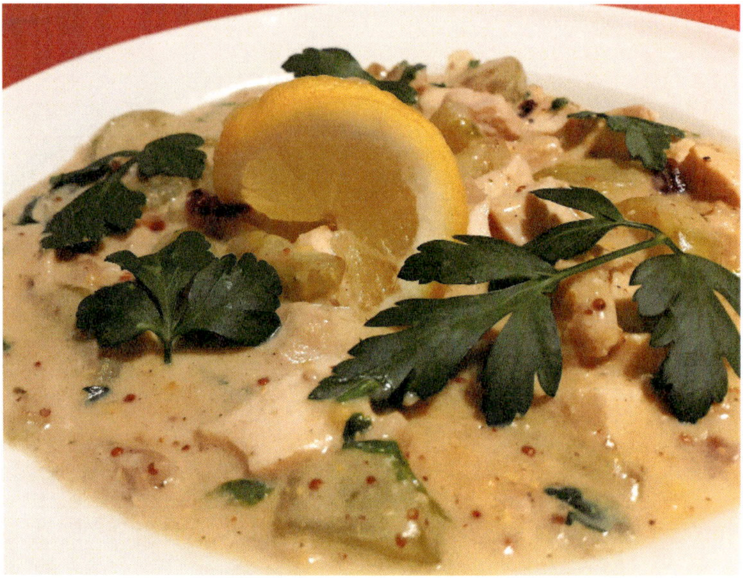

Gurkenpfanne mit Lachs

Zutaten für 4 Portionen:

2-3	Salatgurken
2	Schalotten
2 EL	Mehl
100 ml	Sahne, fettreduziert
500 ml	*LLiD* Würzer Brühe
3 EL	grober Senf
500 g	Lachsfilet
$\frac{1}{2}$ Bund	Petersilie
	Salz, Pfeffer, Zitronensaft
2 EL	Olivenöl zum Braten

Fertig in ca. 20 Minuten

Gurken schälen und halbieren. Mit einem Löffel die Kerne herausschaben und die Gurke in 1-2 cm dicke Scheiben schneiden.

Die Schalotten in kleine Würfel schneiden, die Petersilie waschen und fein hacken.

Etwas Öl in einer großen Pfanne erhitzen und die Schalotten darin andünsten. Die Gurken dazu geben und 2-3 Minuten mitbraten. Das Mehl darüber stäuben und kurz Farbe nehmen lassen.

Die Sahne mit der Brühe mischen, angießen und den Senf unterrühren. Alles bei mittlerer Hitze ca. 10 Minuten zugedeckt schmoren lassen.

In der Zwischenzeit den Lachs in mundgerechte Würfel schneiden, zu den Gurken geben und nochmals 8 Minuten schmoren lassen. Mit Salz, Pfeffer und Zitronensaft abschmecken und die Petersilie unterrühren.

Ca. 291 kcal, 34 g Fett, 12 g KH, 29 g Eiweiß, 2 g Ballaststoffe, 62 g Cholesterin

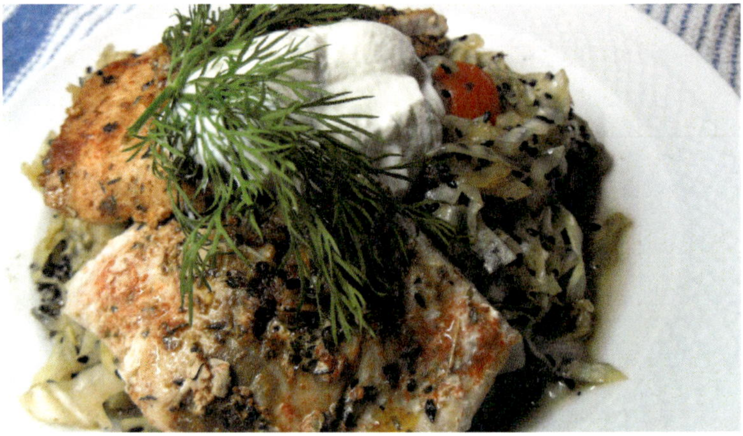

Gewürzter Lachs auf Sesam-Spitzkohl

<u>Zutaten für 4 Portionen</u>:

600 g	Lachsstücke, frisch oder TK
	Zitronensaft
	Salz, Cayennepfeffer
	Kreuzkümmelpulver
1 EL	Rapsöl zum Braten
2	Knoblauchzehen
1 EL	frisch geriebener Ingwer
	ital. Kräutermischung, getrocknet
4 TL	Crème légère 15 %
4	Dillzweige

800 g	frischer Spitzkohl
1 EL	Rapsöl zum Braten
	Salz, Pfeffer
	Sojasoße
100 g	Cocktail- oder Datteltomaten
1-2 EL	schwarzer Sesam

Fertig in ca. 20 Minuten

Den Fisch vorbereiten, mit Zitronensaft beträufeln, salzen und mit Cayennepfeffer und Kreuzkümmel würzen.

Die Knoblauchzehen hacken, den Ingwer reiben, den Spitzkohl putzen, fein schneiden, kurz waschen und abtropfen lassen, die Tomaten waschen und halbieren.

In einer Pfanne ohne Öl den Sesam anrösten und umfüllen. 1 EL Öl erhitzen, die Lachsstücke darin bei milder Hitze von beiden Seiten jeweils 3-4 Minuten braten, zum Ende der Bratzeit die Knoblauchwürfel und die Kräuter zugeben, den geriebenen Ingwer über der Pfanne ausdrücken und zur Seite stellen.

Das restliche Öl in einer zweiten Pfanne erhitzen, den Spitzkohl darin 5 Minuten unter mehrmaligem Wenden anschwitzen, mit Salz, Pfeffer und Sojasoße würzen, die Tomaten zufügen, kurz mitdünsten und den Sesam einstreuen.

Den Kohl auf den Tellern anrichten, die Lachsstücke teilen, schräg darauf legen und die Crème légère als kleinen Klecks darauf setzen. Mit dem Dill garnieren und sofort servieren.

Ca. 329 kcal, 18 g Fett, 8 g KH, 33 g Eiweiß, 6 g Ballaststoffe, 55 mg Cholesterin

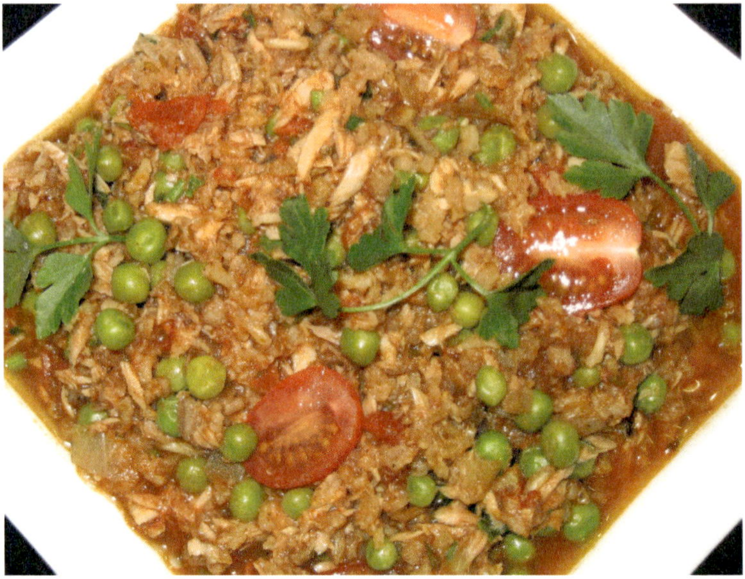

Blitzeintopf

Zutaten für 1 Portion:

50 g	Vollkornreis
1	Schalotte
1 EL	Olivenöl
100 ml	*LLiD* Würzer Brühe
200 g	Tomaten, stückig (Konserve)
100 g	Erbsen, frisch oder TK
120 g	heller Thunfisch im eigenen Saft (Konserve)
	Salz, Pfeffer
1 EL	Petersilie, gehackt
3	Cocktailtomaten zum Garnieren

Fertig in ca. 25 Minuten

Den Thunfisch abtropfen lassen und mit einer Gabel zerpflücken, die Schalotte fein hacken, falls TK Erbsen verwendet werde, diese aus der Kühlung nehmen.

Das Öl erhitzen und Zwiebeln und Reis darin glasig andünsten, die Brühe zugießen und bei geringer Hitze ca. 15 Minuten leicht köcheln lassen. Bei Bedarf etwas heißes Wasser nachgießen.

Die Tomatenstückchen, die Erbsen und den Thunfisch zugeben und nochmals 5 Minuten köcheln lassen.

Mit Salz und Pfeffer abschmecken, die Petersilie zugeben und in einem tiefen Teller servieren.

Ca. 535 kcal, 15 g Fett, 55 g KH, 43 g Eiweiß, 9g Ballaststoffe, 66 mg Cholesterin

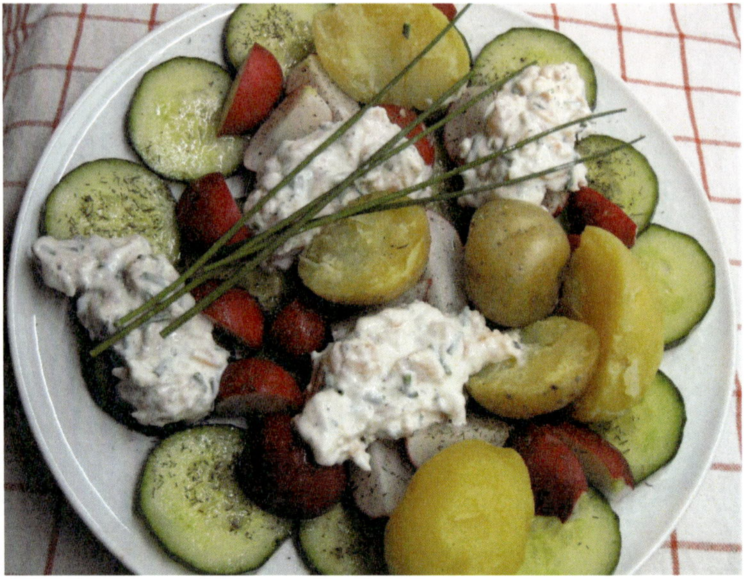

Lachsdipp mit jungen Kartoffeln

Zutaten für 4 Portionen:

1 kg	kleine Kartoffeln
2 EL	grobes Meersalz
1 Bund	Radieschen
1	Salatgurke
	Salz, Pfeffer
	Dillspitzen
200 g	Räucherlachs
200 g	Frischkäse 2 %
2 EL	Zitronensaft
1 EL	Schnittlauchröllchen
12	Schnittlauchhalme zum Garnieren

Fertig in ca. 30 Minuten

Die Kartoffeln waschen und mit dem Meersalz etwa 25 Minuten dämpfen.

Die Radieschen vierteln, die Gurke in Scheiben schneiden. Die Gurkenscheiben auf vier Teller verteilen, die Radieschen darauf anrichten, mit Salz, Pfeffer und Dillspitzen würzen.

Den Räucherlachs in eine Schüssel geben und mit einer Gabel zerdrücken, den Frischkäse unterrühren und mit dem Zitronensaft, Salz und Pfeffer abschmecken. Sollte eine sämigere Konsistenz erwünscht sein, mit etwas Wasser nachhelfen.

Die Schnittlauchröllchen unter den Lachsdipp ziehen, mit einem Löffel jeweils einige Nocken auf die Teller setzen und die Kartoffeln dazu anrichten. Mit Schnittlauchhalmen garnieren.

Man kann auch die Kartoffeln in Scheiben schneiden, nebeneinander auf ein Backblech legen, mit dem Meersalz bestreuen und im Ofen bei 230°C Ober- und Unterhitze etwa 25 Minuten backen. Dann etwas abkühlen lassen und abwechselnd mit Gurkenscheiben und Lachscreme aufeinanderschichten und anrichten.

Ca. 315 kcal, 5 g Fett, 43 g KH, 22 g Eiweiß, 7 g Ballaststoffe, 22 mg Cholesterin

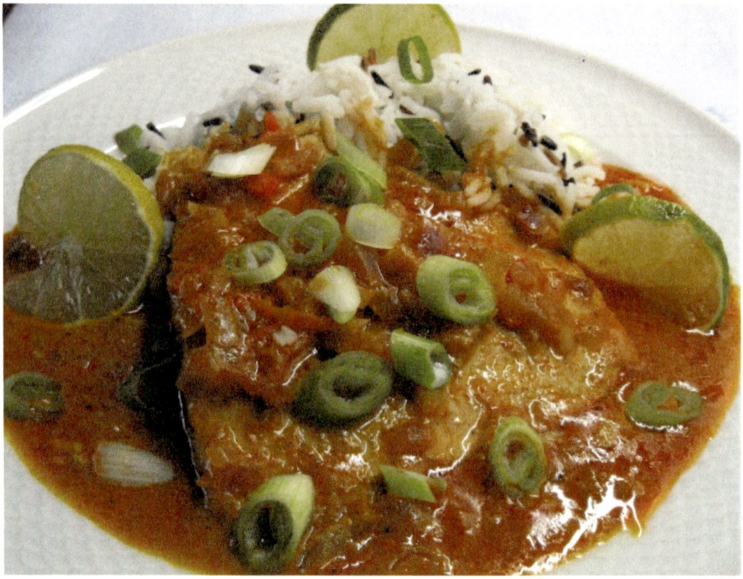

Lachs in Limettensoße

<u>Zutaten für 4 Portionen</u>:

600 g	Lachsfilet, frisch oder aufgetaut
	Salz, Pfeffer
1	Zwiebel
1	rote Chilischote
1 EL	Currypulver
1	Limette (Saft und Schale)
100 ml	fettreduzierte Kochsahne
200 ml	Kokosmilch
1 EL	rote Currypaste
3	Frühlingszwiebeln
2 Pack.	Express Wildreismischung à 250 g

Fertig in ca. 20 Minuten

Die Zwiebel schälen und fein hacken, die Chilischote entkernen und in feine Streifen schneiden, die Limette heiß abwaschen, die Schale abreiben und die Frucht entsaften.

Das Öl erhitzen, die Zwiebel und die Chilistreifen darin anschwitzen, Currypulver und Limettenschale zugeben und mit Limettensaft, Sahne und Kokosmilch aufgießen. Die Currypaste unterrühren und aufkochen.

Den aufgetauten Lachs waschen, trocken tupfen, mit Salz und Pfeffer würzen und in die Soße geben. Bei milder Hitze darin etwa 8-10 Minuten ziehen oder leise köcheln lassen.

Den Reis nach Packungsangabe zubereiten. Die Frühlingszwiebeln in Röllchen schneiden.

Vor dem Servieren die Soße mit Salz und Pfeffer abschmecken, den Fisch mit Reis und Soße anrichten und mit dem Frühlingszwiebeln bestreuen.

Ca. 474 kcal, 18 g Fett, 44 g KH, 33 g Eiweiß, 2 g Ballaststoffe, 62 mg Cholesterin

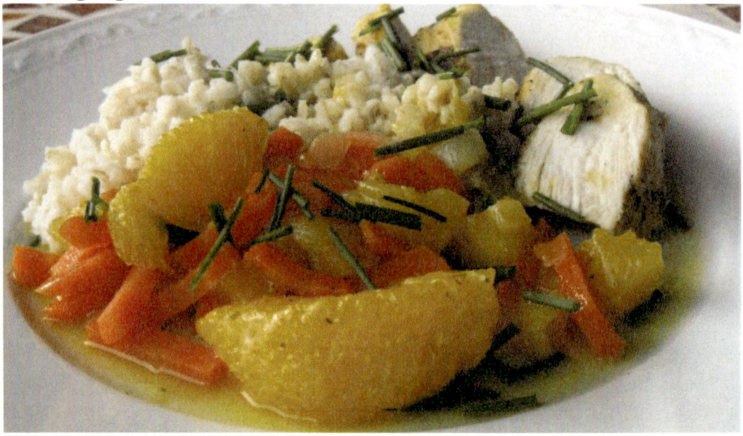

Hähnchenbrust in Mango-Orangen-Soße

Zutaten für 1 Portion:

50 g	Vollkornreis
125 g	Hähnchenbrust oder Putenschnitzel
	Salz, Pfeffer
	Currypulver, *LLiD* Würzer Pulver
1 EL	Rapsöl zum Braten
$\frac{1}{2}$ - 1 TL	geriebener Ingwer
60 g	Karotte
$\frac{1}{2}$	kleine Zwiebel
1 TL	brauner Zucker
50 ml	Orangensaft
200 ml	*LLiD* Würzer Brühe
100 g	reife Mango
1	kleine Orange
1 EL	Schnittlauchröllchen

Fertig in ca. 25 Minuten

Den Reis nach Packungsanweisung kochen und abgießen.

Die Hähnchenbrust vorbereiten, salzen, pfeffern und mit Curry bestreuen.

Den Ingwer reiben, die Karotte in schmale Stifte schneiden, die Zwiebel fein hacken. Die Mango schälen und in gleichmäßige Würfel schneiden, die Orange schälen und filetieren, den Schnittlauch in Röllchen schneiden.

Das Öl in einer Pfanne erhitzen, die Hähnchenbrust darin von jeder Seite je nach Dicke 3-5 Minuten anbräunen und aus der Pfanne nehmen.

Den geriebenen Ingwer, die Karottenstifte, die Zwiebelwürfel und den Zucker in eine heiße Pfanne geben und 3-4 Minuten anbraten. Mit dem Orangensaft und der Brühe ablöschen und etwas einreduzieren.

Das Fleisch und die Mangowürfel zugeben und 2 Minuten ziehen lassen. Die Orangenfilets in die Pfanne geben, die Soße mit Salz, Pfeffer und Curry abschmecken und noch 1 Minute ziehen lassen.
Die Schnittlauchröllchen darüber streuen und mit dem Reis anrichten

Ca. 550 kcal, 13 g Fett, 69 g KH, 36 g Eiweiß, 7 g Ballaststoffe, 83 mg Cholesterin

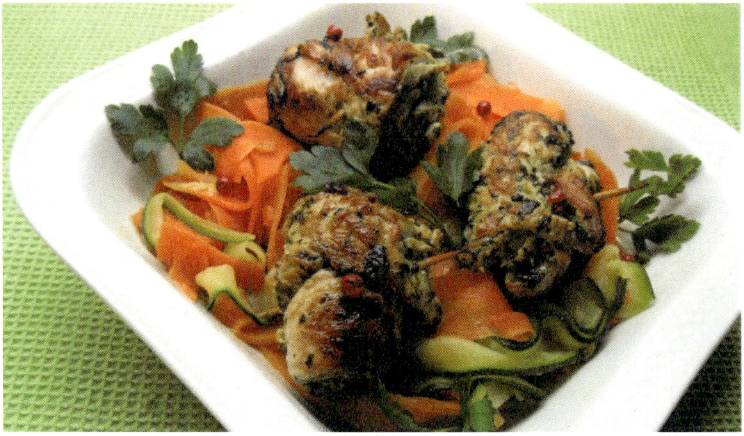

Marinierte Putenröllchen auf Gemüsenudeln

Zutaten für 4 Portionen:

600 g	Putenschnitzel
	Salz, Pfeffer, etwas Zitronensaft
	Schaschlikstäbchen oder Zahnstocher
1 EL	Bratöl
400 g	Karotten
400 g	kleine Zucchini
500 ml	*LLiD* Würzer Brühe
1 TL	Butter

Für die Marinade:

5 EL	gehackte Kräuter (Zitronenthymian, glatte Petersilie, Zitronenverbene, Basilikum, ersatzweise 1 Päckchen TK gemischte Kräuter)
$\frac{1}{2}$ TL	rote Pfefferbeeren
2 EL	Olivenöl
1 EL	Zitronensaft
	Kräutersalz

Fertig in ca. 25 Minuten

Die Kräuter vorbereiten und hacken, zusammen mit den Pfefferbeeren, dem Olivenöl und dem Kräutersalz im Mörser (oder im Mixer, Blitzhacker) zu einer geschmeidigen Masse verarbeiten.

Fleisch waschen, trocken tupfen und der Länge nach in etwa 2-3 cm breite Streifen schneiden. In einer Schüssel mit etwas Salz, Pfeffer, Zitronensaft und der Paste vermengen und etwa 10 Minuten marinieren.

Dann die Streifen aufrollen, jeweils mit einem Stäbchen feststecken und im erhitzten Öl von jeder Seite 3-5 Minuten anbräunen.

Die Karotten schälen, die Zucchini waschen und beide Gemüse mit einem Sparschäler in lange Streifen ziehen. Die Brühe erhitzen und die Gemüsestreifen darin kurz blanchieren.

Die Gemüsestreifen in einem Sieb abgießen, die Butter in einen heißen Topf geben und die Gemüsestreifen darin warm halten und mit Würzer Pulver und Pfeffer abschmecken.

Die gebratenen Fleischröllchen auf den Gemüsenudeln anrichten. Zur Garnitur mit ein paar roten Pfefferbeeren und etwas Kräutern bestreuen.

Ca. 296 kcal, 17 g Fett, 7 g KH, 39 g Eiweiß, 5 g Ballaststoffe, 96 mg Cholesterin

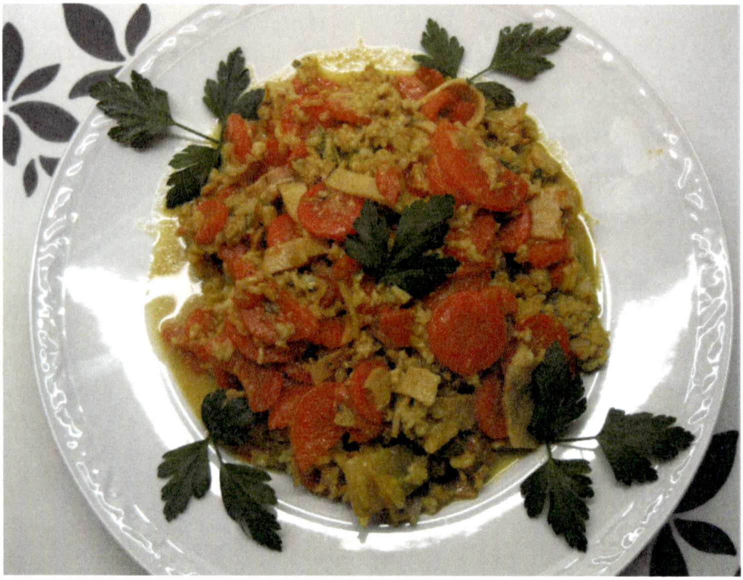

Curry Möhren

Zutaten für 1 Portion:

40 g	Vollkornreis
175 ml	*LLiD* Würzer Brühe
200 g	Karotten
1 EL	Olivenöl
50 ml	*LLiD* Würzer Brühe
50 ml	fettreduzierte Kochsahne
75 g	Hähnchenbrust, geräuchert (Aufschnitt)
	Curry
	Salz, Pfeffer

Fertig in ca. 20 Minuten

Vollkornreis nach Packungsanweisung in der Brühe kochen. Der Reis soll in der Brühe ausquellen.

In der Zwischenzeit die Karotten schälen und in feine Scheiben schneiden. Im Olivenöl anschwitzen und in 50 ml Brühe etwa 10 Minuten zugedeckt dünsten.

Die geräucherte Hähnchenbrust in Streifen schneiden und zusammen mit der Sahne und dem gekochten Reis zugeben.

Mit Curry, Salz und Pfeffer abschmecken und noch etwa 2-3 Minuten ziehen lassen.

Ca. 422 kcal, 18 g Fett, 41 g KH, 24 g Eiweiß, 8 g Ballaststoffe, 65 mg Cholesterin

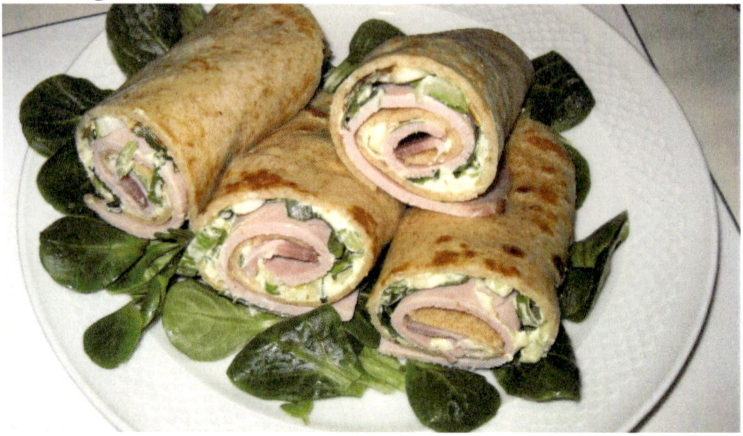

Vollkorn-Pfannkuchen

<u>Zutaten für 4 Portionen</u>:

150 g	Vollkornmehl
300 ml	Milch 1,5 %
2	Eier
1 EL	Olivenöl
1 Prise	Salz

200 g	Frischkäse, fettarm
25 g	Meerrettich
1 EL	Senf
1	kleine Portion Salat nach Wahl
8	Scheiben gekochter Schinken
1 Bund	Frühlingszwiebeln
	Salz
	Pfeffer
	Öl zum Braten

Fertig in ca. 20 Minuten

Salatblätter waschen und trocken schleudern, 8 große Blätter zur Seite legen, Frühlingszwiebeln in Röllchen schneiden.

Mehl, Salz und Milch in einer Schüssel glatt rühren, die Eier und das Olivenöl unterrühren, der Teig soll relativ flüssig sein.

In einer beschichteten Pfanne mit jeweils wenig Öl 8 dünne Pfannkuchen backen und zum Abkühlen auf Küchenkrepp legen, so wird überschüssiges Backfett aufgesaugt.

Frischkäse mit Meerrettich, Senf, Salz und Pfeffer verrühren und auf die Pfannkuchen streichen. Frühlingszwiebeln darauf streuen, mit je einem Salatblatt und einer Scheibe Schinken belegen, dann aufrollen.

Die Pfannkuchen in 2-3 Stücke schneiden und auf den restlichen Salatblättern anrichten.

Diese Pfannkuchen können auch mitgenommen werden und schmecken auch am nächsten Tag noch hervorragend. Einfach einzeln fest in Frischhaltefolie einwickeln und im Kühlschrank aufbewahren.

Ca. 330 kcal, 13 g Fett, 29 g KH, 23 g Eiweiß, 5 g Ballaststoffe, 146 mg Cholesterin

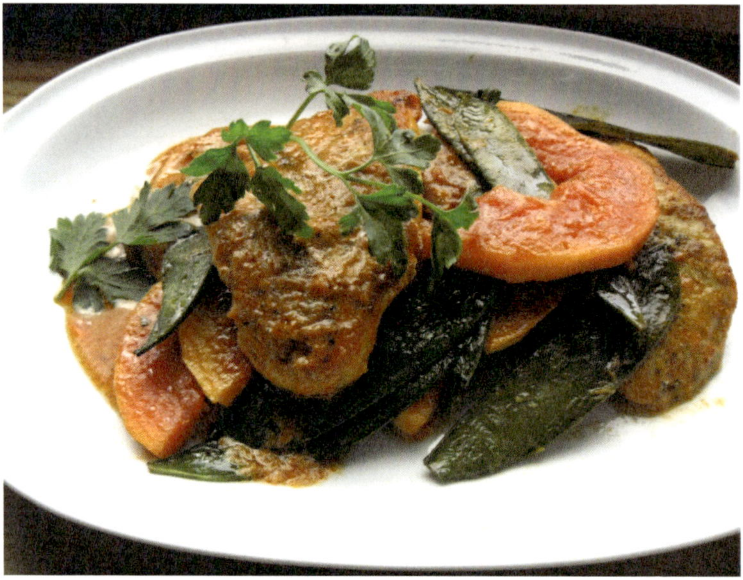

Curryschnitzel mit Papaya

Zutaten für 1 Portion:

150 g	Putenschnitzel (bzw. Schwein, Kalb oder Lamm)
	Salz, Pfeffer
	Currypulver
	Sojasoße
1 TL	rote Currypaste
150 ml	*LLiD* Würzer Brühe
1 TL	Sahne
50 g	Zuckerschoten, frisch oder TK
$\frac{1}{2}$	Papaya
2 EL	Öl zum Braten
	Petersilie oder Schnittlauchhalme zum Anrichten

Fertig in ca. 20 Minuten

Das Fleisch waschen, trocken tupfen, mit Salz, Pfeffer und Currypulver kräftig würzen.

Die Zuckerschoten waschen und gut abtropfen lassen, die Papaya halbieren, mit einem Löffel entkernen, schälen und in Spalten schneiden.

1 EL Öl in einer Pfanne erhitzen, das Schnitzel von beiden Seiten etwa 4 Minuten braten, aus der Pfanne nehmen und zur Seite stellen.

Den zweiten EL Öl zugeben, erst die Zuckerschoten und dann die Papayaspalten kurz darin anbraten und ebenfalls aus der Pfanne nehmen.

Die Currypaste einrühren, mit der Brühe ablöschen und etwas einkochen lassen. Die Sahne hinzufügen und mit Salz, Pfeffer und einem Spritzer Sojasoße abschmecken.

Schnitzel, Zuckerschoten und Papaya in die Soße geben, warm werden lassen und mit Petersilie oder Schnittlauch anrichten.

Ca. 416 kcal, 23 g Fett, 12 g KH, 40 g Eiweiß, 6 g Ballaststoffe, 95 mg Cholesterin

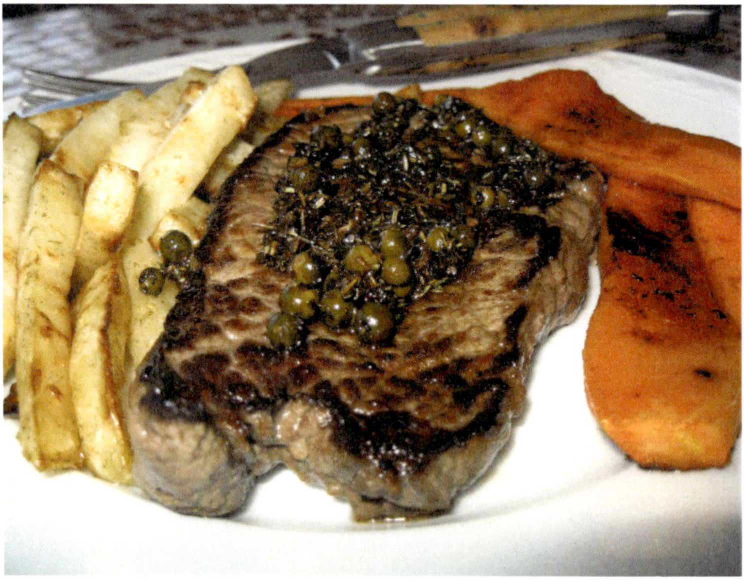

Filetsteak mit Selleriesticks und Papayaspalten

Zutaten für 4 Portionen:

800 g	Filetsteaks vom Rind, bratfertig geschnitten
2 EL	Öl zum Braten
600 g	Knollensellerie
1 EL	Butterschmalz oder Rapsöl
250 g	Papayafruchtfleisch
2 EL	eingelegter roter oder grüner Pfeffer
2 EL	französische Kräutermischung (TK oder getrocknet)
	Kräutersalz
	Salz, Pfeffer

Fertig in ca. 20 Minuten

Die Filetsteaks waschen und trocken tupfen.

Den Knollensellerie putzen, waschen und erst in Scheiben, dann diese in Streifen schneiden (etwas kleiner als Pommes frites).

Die Papayas halbieren, die Kerne mit einem Löffel entfernen, Papayas schälen und längs in Spalten schneiden.

Das Butterschmalz oder Rapsöl in einer Pfanne erhitzen und die Selleriesticks langsam bei milder Hitze unter mehrmaligem Wenden braten bis sie gar und knusprig sind.

In einer zweiten Pfanne das Öl für die Steaks erhitzen und diese von beiden Seiten jeweils 3 bis 5 Minuten bei guter Hitze braten. Aus der Pfanne nehmen, in Alufolie einwickeln und im 50°C heißen Backofen ruhen lassen.

Die Papayaspalten 2-3 Minuten in der Pfanne braten, grünen Pfeffer und die Kräuter zugeben. Die Selleriesticks mit etwas Kräutersalz würzen und zusammen mit den Steaks und den Papayaspalten anrichten.

Steaks erst bei Tisch nach Geschmack mit Salz und Pfeffer würzen.

Ca. 360 kcal, 17 g Fett, 5 g KH, 45 g Eiweiß, 8 g Ballaststoffe, 140 mg Cholesterin

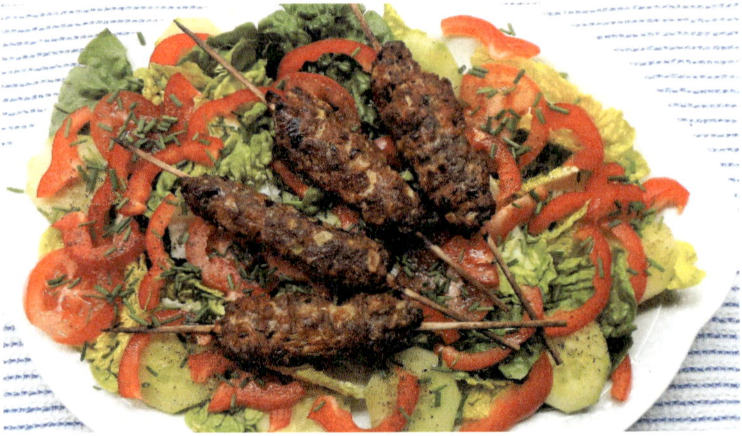

Gegrillte Hackfleischspieße auf Salat

Zutaten für 4 Portionen:

16	Schaschlikstäbchen
500 g	mageres Rinderhackfleisch
1	Zwiebel
1	Knoblauchzehe
50 g	Lauch
1	Ei
50 g	Roggenbrot, 2 Tage alt oder Vollkornbrösel
	Salz, Pfeffer, Paprikapulver, Chilipulver
2 EL	gehackte Petersilie
2 EL	Tomatenmark oder rote Currypaste
100 g	Blattsalat nach Wahl
2	Paprikaschoten
200 g	Tomaten
$\frac{1}{2}$	Salatgurke
4-5 EL	Essig, Salz, Pfeffer
1 EL	Rapsöl
2 EL	Schnittlauchröllchen

Fertig in ca. 30 Minuten

Die Schaschlikstäbchen in Wasser legen. Den Backofen auf 200°C Umluftgrill vorheizen, bei herkömmlichem Grill die Spieße nach 10 Minuten wenden.

Zwiebel, Knoblauchzehe und Lauch vorbereiten, sehr fein hacken und mit dem Ei zum Hackfleisch geben. Das Roggenbrot kurz mit Wasser bedecken, vorsichtig ausdrücken, mit den Gewürzen, der Petersilie und dem Tomatenmark oder der Currypaste unter das Hackfleisch kneten und mit den Gewürzen gut abschmecken.

Mit feuchten Händen längliche Klößchen formen und auf die Schaschlikstäbchen stecken. Spieße auf den Backofenrost legen und ca. 15-20 Minuten grillen. Ein mit Backpapier belegtes Blech unter dem Rost sorgt dafür, dass der Ofen sauber bleibt.

Den Blattsalat putzen, waschen, trocken schleudern und auf vier Tellern auslegen. Paprikaschoten, Tomaten und Salatgurken vorbereiten, klein schneiden und auf dem Salat verteilen.

Aus Salz, Pfeffer, Essig und Öl eine Marinade bereiten und über den Salat geben, die gegrillten Spieße darüber legen und servieren.

Ca. 272 kcal, 11 g Fett, 12 g KH, 31 g Eiweiß, 5 g Ballaststoffe, 142 mg Cholesterin

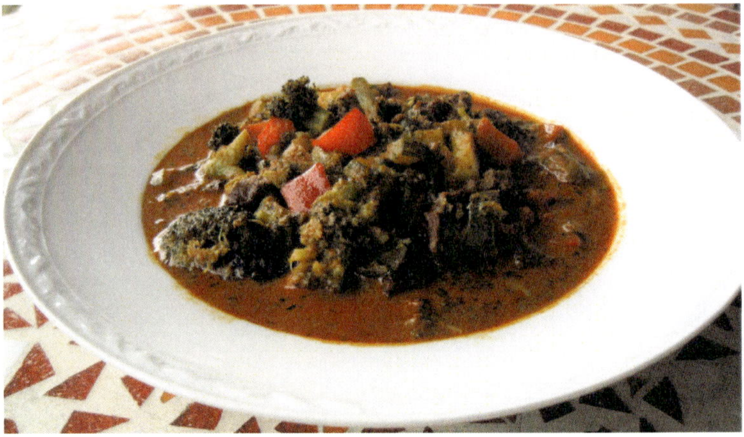

Leichtes Paprikagulasch mit Brokkoli-Röschen

Zutaten für 1 Portion:

130 g	Fleisch (Schwein, Rinderlende, Wild, Geflügel oder Lamm)
1	kleine Zwiebel
1	Knoblauchzehe
1 EL	Rapsöl zum Anbraten
	Salz, Pfeffer
etwas	Majoran
1 EL	Paprikapulver rosenscharf
200 ml	*LLiD* Würzer Brühe zum Ablöschen
150 g	Brokkoli
$\frac{1}{2}$	Paprikaschote
	Salzwasser zum Blanchieren
	Mit 1 TL Currypulver
1 TL	mittelscharfer Senf
1 EL	Kapern
1	Gewürzgurke
1 EL	Kokosmilch oder Sahne 15 %

Fertig in ca. 35 Minuten

Das Fleisch in gleichmäßige, nicht zu große Würfel schneiden, Zwiebel und Knoblauch hacken.

Das Rapsöl erhitzen, die Fleischwürfel darin anbräunen, Zwiebel und Knoblauch zugeben und so lange bräunen lassen, bis eine schöne Farbe entsteht.

Mit Salz, Pfeffer, Majoran und Paprika würzen und mit der Brühe ablöschen. Je nach Fleischsorte 10 bis 30 Minuten bei milder Hitze schmoren lassen bis das Fleisch zart ist.

Den Brokkoli putzen, waschen und in kleine Röschen teilen, die Paprikaschote in kleine Würfel schneiden. Das Salzwasser mit dem Currypulver erhitzen, die Brokkoliröschen darin bissfest blanchieren, abgießen und zur Seite stellen.

Den Senf, die Paprikawürfel, die Kapern, die Gewürzgurke, in feine Streifen oder Würfel geschnitten, und die Brokkoli-Röschen zum Fleisch geben. Das Gulasch noch so lange schmoren, bis die Paprikawürfel weich sind und nochmals gut abschmecken.

Vor dem Anrichten mit Kokosmilch oder Sahne verfeinern.

Ca. 409 kcal, 24 g Fett, 11 g KH, 36 g Eiweiß, 8 g Ballaststoffe, 110 mg Cholesterin

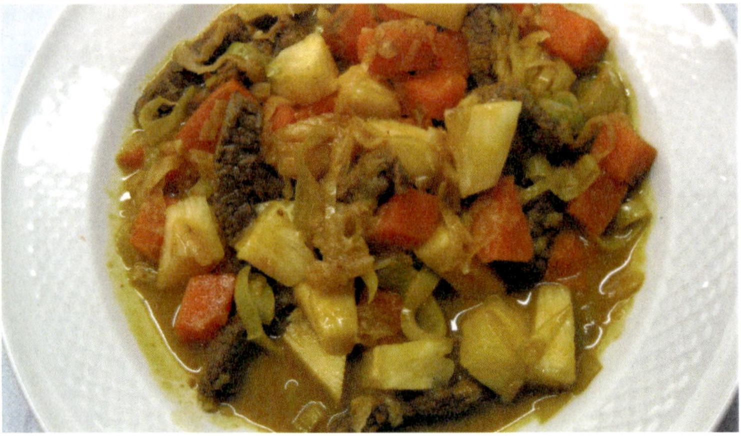

Rindfleischstreifen mit Süßkartoffel und Ananas

Zutaten für 4 Portionen:

400 g	Rindfleisch in feinen Streifen, (Roastbeef, Lende)
4 EL	Worcestersoße
2 EL	Olivenöl
1 TL	grüne Thai Currypaste (Asia-Abteilung)
2 EL	Currypulver
1 EL	Olivenöl oder Sesamöl

300 g	Süßkartoffel (Batate)
150 g	Knollensellerie
150 ml	Kokosmilch
150 ml	Orangensaft oder milde Brühe
150 g	Lauch
200 g	frische Ananas
	Salz
	Zitronensaft

Fertig in ca. 20 Minuten

Die Fleischstreifen mit der Worcestersoße vermengen und ziehen lassen bis das Gemüse vorbereitet ist.

Die Süßkartoffeln waschen, schälen und in gleichmäßige kleine Würfel schneiden, den Sellerie vorbereiten und mit einem Hobel in feine Streifen hobeln, den Lauch in schmale Ringe schneiden, gut waschen und abtropfen lassen. Die Ananas in kleine, mundgerechte Stücke schneiden.

2 EL Öl in einem Wok oder einer beschichteten Pfanne erhitzen, die Fleischstreifen portionsweise ca. 3 Minuten anbraten, in einen Teller füllen, mit der Thai-Currypaste und dem Curry vermengen und beiseite stellen.

Das restliche Öl in den Wok geben, Süßkartoffelwürfel und Selleriestreifen unter Rühren ca. 5 Minuten anbraten, mit der Kokosmilch und Orangensaft oder Brühe ablöschen und das Gemüse bissfest garen.

Die Fleischstreifen und den Lauch zugeben, zugedeckt 3 Minuten ziehen lassen und bei Bedarf mit etwas Salz und Zitrone abschmecken.

Die Ananas unterheben und sofort zu Tisch geben.

Ca. 373 kcal, 14 g Fett, 34 g KH, 25 g Eiweiß, 6 g Ballaststoffe, 70 mg Cholesterin

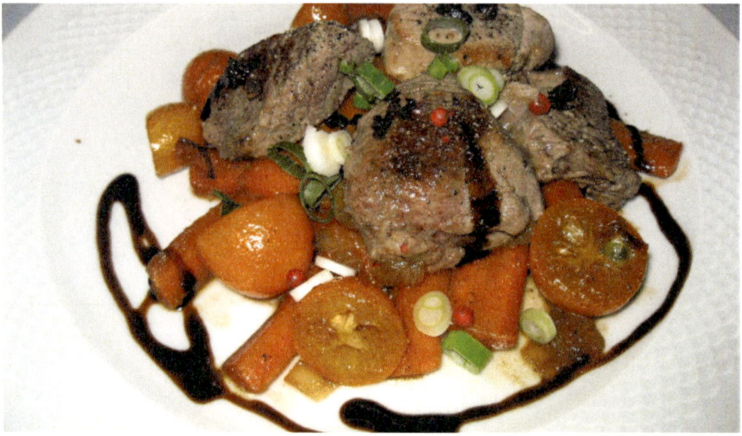

Lammfilet mit Kumquats und Datteln

Zutaten für 4 Portionen:

800 g	Lammfilet
2 EL	Rapsöl zum Braten
	Salz, Pfeffer
1	kleine Zwiebel
500 g	kleine Karotten
12	Kumquats (Miniorangen, ersatzweise Orangenspalten, diese jedoch nicht mitkochen)
4	Datteln
1 TL	rote Pfefferbeeren
je 1 Msp.	Zimt, gemahlene Nelke und Piment
50 ml	Rotwein, Brühe oder Lammfond
2 EL	Balsamicoessig
5	Salbeiblätter
2	Frühlingszwiebeln
	Balsamico Crema

Fertig in ca. 20 Minuten

Den Backofen auf 80°C Ober- und Unterhitze vorheizen.

Die Zwiebel schälen und sehr fein würfeln, die Karotten putzen, schaben, waschen, der Länge nach vierteln und schräg in gleichmäßige Stifte schneiden. Die Kumquats waschen und halbieren, die Datteln entkernen und vierteln.

Das Lammfilet vorbereiten, in kleine Medaillons schneiden, im erhitzten Öl von jeder Seite anbraten, in Alufolie schlagen und in den vorgeheizten Backofen legen.

Karotten und Zwiebelwürfel in das verbliebene Bratfett geben und unter Rühren bei milder Hitze bissfest garen. Kumquats, Datteln, Pfefferbeeren und die Gewürze zugeben und kurz mit anrösten. Mit dem Rotwein und dem Balsamico ablöschen, etwas reduzieren lassen, mit Salz und Pfeffer abschmecken.

Die Salbeiblätter in einer kleinen Pfanne mit 1 TL Öl anrösten, das Grün der Frühlingszwiebeln in Röllchen schneiden.

Die Lammfilets aus der Folie nehmen, den ausgetretenen Fleischsaft auffangen und zum Gemüse geben. Das Fleisch mit dem Gemüse auf den Tellern anrichten, die Salbeiblätter und die Frühlingszwiebelröllchen darüber streuen und mit Balsamico Crema den Tellerrand verzieren.

Ca. 400 kcal, 11 g Fett, 28 g KH, 46 g Eiweiß, 9 g Ballaststoffe, 123 mg Cholesterin

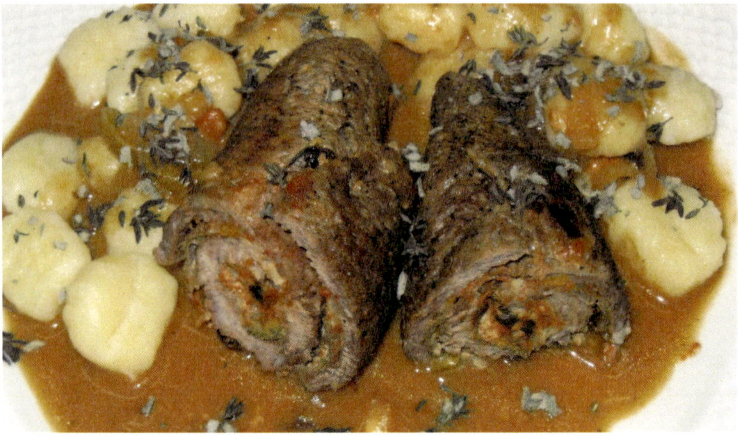

Kalbfleischröllchen mit Gnocchi

Zutaten für 4 Portionen:

4	Kalbsschnitzel à 125 g
	Salz, Pfeffer
je 1 TL	Senf und Tomatenmark
12	Salbeiblätter
1	Zwiebel
4	milde Peperoni aus dem Glas (Sauerkonserve)
4	getrocknete Tomaten ohne Öl
2 EL	Kapern
50g	Frischkäse, fettreduziert
je 1 EL	Olivenöl und Tomatenmark
1 EL	Mehl
300 ml	*LLiD* Würzer Brühe, Salz, Pfeffer
1 Prise	Zucker
2 EL	Sahne
400 g	Gnocchi (Fertigprodukt)
	Salbei- und Thymianblättchen

Fertig in ca. 50 Minuten

Die getrockneten Tomaten in lauwarmem Wasser einweichen. Schnitzel waschen und trocken tupfen, salzen, pfeffern und mit dem Senf und Tomatenmark bestreichen, dann die Salbeiblätter darauf legen.

Die Zwiebel fein hacken, die Hälfte der Zwiebelwürfel zur Seite stellen. Die Peperoni in feine Streifen schneiden, die Tomaten abtropfen lassen und sehr klein schneiden.

Die eine Hälfte der Zwiebelwürfel, die Peperoni, die Tomaten, die Kapern und den Frischkäse vermengen und als Füllung auf den Schnitzeln verteilen, aufrollen und mit je einer Rouladennadel feststecken.

Das Öl in einer Pfanne erhitzen und die Röllchen rundherum gut anbraten, die restlichen Zwiebelwürfel zugeben, das Tomatenmark und das Mehl einrühren und mit der Brühe aufgießen.

Das Fleisch mit Salz, Pfeffer und einer Prise Zucker würzen und zugedeckt 30 Minuten bei mittlerer Hitze schmoren, dabei das Fleisch einmal wenden. Zum Schluss die Soße mit der Sahne abschmecken.

Die Gnocchi nach Packungsanweisung in Salzwasser garen und abgießen, zusammen mit dem Fleisch und der Soße anrichten, Salbei in feine Streifen schneiden und mit den Thymianblättchen über das Gericht streuen.

Ca. 371 kcal, 7 g Fett, 42 g KH, 34 g Eiweiß, 2 g Ballaststoffe, 92 mg Cholesterin

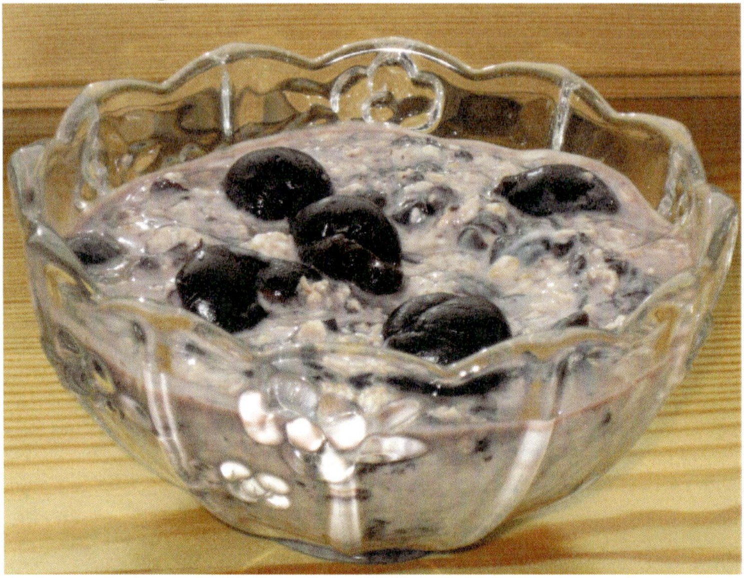

Kirsch-Kefir-Müsli

Zutaten für 1 Portion:

185 g	Süßkirschen, frisch, entsteint oder abgetropfte zuckerfreie Konserve
30 g	feine Vollkornhaferflocken
150 ml	Kefir 1,5 %

Die Kirschen abtropfen lassen und in ein Glas füllen.

Die Haferflocken mit dem Kefir und den Kirschen vermischen, mit einigen Kirschen verzieren.

Ca. 258 kcal, 5 g Fett, 41 g KH, 10 g Eiweiß, 2 g Ballaststoffe, 9 mg Cholesterin

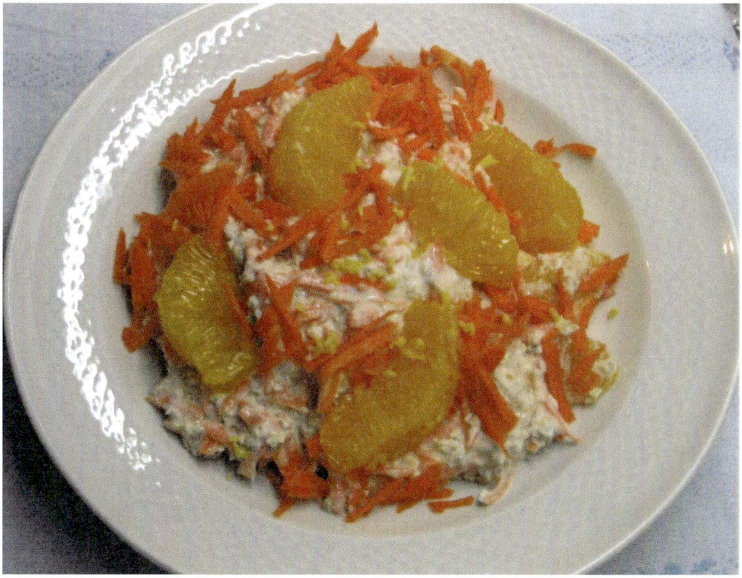

Orangen-Karotten-Ingwer-Müsli mit Kefir

Zutaten für 1 Portion:

100 g	Karotte
1	Orange
1 cm	Ingwer
4 EL	feine Vollkornhaferflocken
200 ml	Kefir 1,5 %

Karotte schälen und fein raspeln, die Orange schälen, filetieren und den austretenden Saft auffangen. Ingwer schälen und sehr fein reiben.

Kefir mit dem Orangensaft und den Haferflocken verrühren, Karotten, Ingwer und Orangenstückchen in einer Schale vermischen und den Kefir mit den Haferflocken unterheben.

Ca. 342 kcal, 6 g Fett, 51 g KH, 14 g Eiweiß, 9 g Ballaststoffe, 12 mg Cholesterin

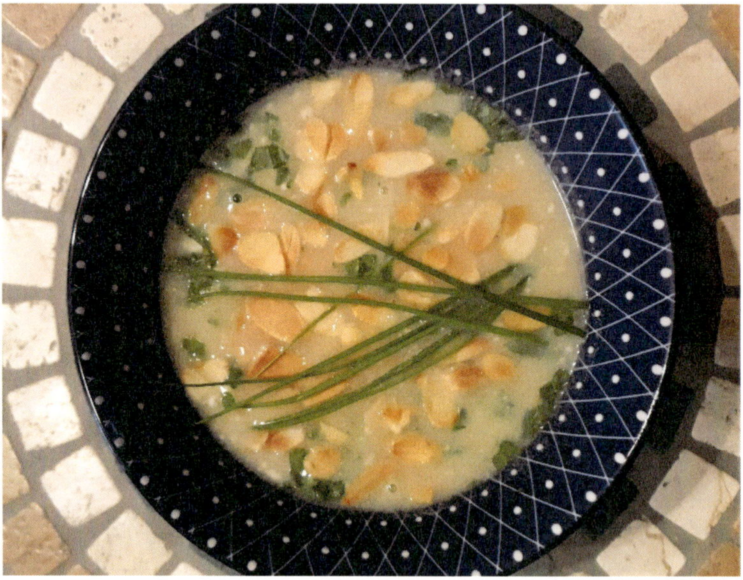

Feine Sellerie-Kohlrabi-Suppe

Zutaten für 1 Portion:

1	Schalotte
1 TL	Öl
80 g	Knollensellerie
50 g	Kohlrabi
250 ml	*LLiD* Würzer Brühe
2 EL	Kokosmilch
	Salz, Pfeffer
	LLiD Würzer Pulver
etwas	geriebene Muskatnuss
1 EL	heller Balsamicoessig
1 EL	Mandelblättchen
1 TL	gehackte Basilikumblättchen
	Schnittlauchhalme

Fertig in ca. 20 Minuten

Die Schalotte fein hacken, den Sellerie und den Kohlrabi putzen, waschen, schälen und in Würfel schneiden.

Das Öl erhitzen, die Schalotte anschwitzen, die Gemüsewürfel zugeben und kurz mit anbraten, mit der Brühe ablöschen und 10 Minuten bei milder Hitze kochen lassen.

Die Mandelblättchen in einer Pfanne ohne Fett anrösten.

Die Kokosmilch zugeben, mit Salz, Pfeffer, Würzer und Balsamicoessig abschmecken und die Suppe pürieren. Anschließend mit etwas geriebener Muskatnuss würzen.

Vor dem Servieren Basilikum- und Mandelblättchen auf die Suppe streuen und einige Schnittlauchhalme über den Teller oder die Tasse legen.

Ca. 186 kcal, 14 g Fett, 10 g KH, 5 g Eiweiß, 5 g Ballaststoffe, 0 mg Cholesterin

Nachwort

Es erfüllt mich mit großer Dankbarkeit, dass es mir im Laufe der Zeit gelungen ist, meine Gewohnheiten so zu verändern, dass ich ein gesundes und zufriedenes Leben führen kann. Möglich war dies nur durch Selbstreflexion und die Annahme jeder nur erdenklichen Hilfe, derer ich habhaft werden konnte, ich denke hier besonders an die Lektüre all der hilfreichen Artikel und Bücher, die mir nach und nach auf die Sprünge geholfen haben.

Seit ich weiß, dass ich mit Nachsicht und Geduld mir gegenüber in der Lage bin, schwierige Situationen zu meistern und von Zeit zu Zeit auftretende Schieflagen zu überwinden, bin ich bei weitem nicht mehr so schnell gestresst und dünnhäutig wie früher. Es gelingt mir immer öfter, mich nicht gar so ernst zu nehmen, sondern auch einmal herzlich über mich zu lachen. Schließlich gibt es weit wichtigeres auf der Welt als ein perfektes Äußeres (das ich sowieso nie haben werde): Offenheit, Neugier, Optimismus, Empathie, Lebensfreude, Dankbarkeit, auch und vor allem für die kleinen Dinge im Leben. Nicht zu vergessen Gesundheit und mentale Klarheit, um in Würde altern zu können.

Die für mich wichtigste Devise, die ich jedem nur ans Herz legen kann: MACHEN anstatt lange darüber grübeln. Das Beste ist der Feind des Guten. Der perfekte Plan nützt gar nichts, solange es ein Plan bleibt. In *Die 1%-Methode* gibt James Clear einen wunderbaren Tipp, um ins Handeln zu kommen anstatt in der Planung steckenzubleiben: Führe jede Handlung, die du dir angewöhnen willst, zum festgesetzten Zeitpunkt aus und beginne in kleinen Schritten, die du nach und nach ausbaust. Will sagen: Wenn du jeden Tag in der Mittagspause spazieren gehen willst, dann mach das, und wenn es nur fünf Minuten sind. Mit der Zeit werden aus den fünf Minuten zehn, fünfzehn oder zwanzig Minuten. Wichtig ist erst einmal nur, dass du dich aufraffst, nur die Durchführung zählt anfangs, nicht die Dauer. Warum? Nun, mich zum Beispiel hätte es am Anfang meiner sportlichen Aktivitäten ehrlich gegraust bei dem Gedanken, dass ich eineinhalb Stunden trainieren muss, wenn ich ins Studio fahre. Es ist viel einfacher, sich eine kurze Zeitspanne vorzunehmen, länger machen geht immer. Das gleiche gilt für mein äußerst belebendes Ritual der morgendlichen kalten Dusche, das enorm die Abwehrkräfte stärkt (kalte Thermogenese). Anstatt mir eine bestimmte Zeit vorzunehmen, habe ich begonnen, mich erst heiß und hinterher ganz kurz (!) kalt abzuduschen. Inzwischen dusche ich sommers wie winters morgens kalt, das tut mir gut und kostet keine Überwindung mehr. Hätte mir vor einem Jahr jemand gesagt, dass ich eines Tages auch im Winter jeden Morgen fünf Minuten lang eiskalt duschen werde und auch noch Freude daran hätte, ich hätte es sicher nicht geglaubt.

Das Leben kann so schön und leicht sein, wenn man sich selbst mit all seinen Schwächen akzeptieren kann und bereit ist, sich ganz bewusst ab und zu etwas Gutes zu tun. Dazu gehört für mich eindeutig, meinen Körper gut und vollwertig zu ernähren. Ich will und brauche keine Diät und keine Schlankmacher, sondern schmackhaftes, qualitativ hochwertiges Essen, das mit Liebe und Phantasie zubereitet ist.

Dank *LLiD* habe ich wieder Freude am Genuss und am Experimentieren. Seit ich mich intensiv mit dem Thema Ernährung beschäftige, habe ich allerdings auch noch einige andere Ernährungsformen ausprobiert:

- Ketogene Ernährung (low carb, high fat),
- Steinzeiternährung (Das Paleo-Prinzip, viel Fleisch und Nüsse, kaum „Neuzeitnahrung“),
- vegetarische Ernährung.

Jede dieser Ernährungsformen habe ich für mindestens ein halbes Jahr beibehalten, um die Vorzüge und Nachteile für mich konsequent auszuloten. Ergebnis: Am wenigsten hat mir die rein vegetarische Kost zugesagt, da es mir auf Dauer zu aufwendig ist, für Nährstoffe, die ich über Fleisch und Fisch zu mir nehmen kann, geeigneten pflanzlichen Ersatz zu suchen oder mit Nahrungsergänzungsmitteln zu arbeiten. In allen genannten Ernährungsformen habe ich supertolle und abwechslungsreiche Rezepte gefunden, ich fand vieles äußerst schmackhaft und bekömmlich und hatte keinerlei Gewichtsprobleme.

Inzwischen ist meine Ernährung eine ausgewogene Mischung all meiner Lieblingsrezepte aus *LLiD*, Keto, Paleo und Hausmannskost und normalerweise sagt mir mein Körper, je nach Aktivitätslevel und Verfassung, sehr genau, was ich brauche, indem ich mal mehr, mal weniger Appetit auf bestimmte Dinge habe. Gelegentliches Naschen inklusive ...

Ich kann also mit Fug und Recht behaupten, für mich den richtigen Weg in ein gesundes und zufriedenes Leben gefunden zu haben und wünsche jedem anderen Menschen von Herzen, dass er den seinen finden möge.